中医历代名家学术研究丛书

主编 潘桂娟

郑日新 郑 铎 编著

郑梅涧

Academic Research Series of Famous
Doctors of Traditional Chinese
Medicine through the Ages

"十三五"国家重点图书出版规划项目

中国中医药出版社

·北 京·

U0273898

图书在版编目（CIP）数据

中医历代名家学术研究丛书 . 郑梅涧 / 潘桂娟主编；郑日新，郑铎编著 . —北京：中国中医药出版社，2017.9
ISBN 978-7-5132-1761-3

Ⅰ . ①中… Ⅱ . ①潘…②郑… Ⅲ . ①中医五官科学—喉科学—临床医学—经验—中国—清代 Ⅳ . ① R249.1 ② R276.1

中国版本图书馆 CIP 数据核字（2016）第 291804 号

中国中医药出版社出版

北京市朝阳区北三环东路 28 号易亨大厦 16 层
邮政编码　100013
传真　010 64405750
河北新华第二印刷有限责任公司印刷
各地新华书店经销

开本 880×1230　1/32　印张 7.75　字数 205 千字
2017 年 9 月第 1 版　2017 年 9 月第 1 次印刷
书号　ISBN 978 - 7 - 5132 - 1761 - 3

定价　45.00 元
网址　www.cptcm.com

社 长 热 线　010-64405720
购 书 热 线　010-89535836
侵 权 打 假　010-64405753

微信服务号　zgzyycbs
微商城网址　https://kdt.im/LIdUGr
官 方 微 博　http://e.weibo.com/cptcm
天猫旗舰店网址　https://zgzyycbs.tmall.com

项
目
来
源
及
国
家
重
点
图
书
出
版
计
划

2005 年度国家"973"计划课题"中医理论体系框架结构与内涵研究"(编号：2005CB532503)

2009 年度科技部基础性工作专项重点项目"中医药古籍与方志的文献整理"(编号：2009FY120300)子课题"古代医家学术思想与诊疗经验研究"

2013 年度国家"973"计划项目"中医理论体系框架结构研究"(编号：2013CB532000)

国家中医药管理局重点研究室"中医理论体系结构与内涵研究室"建设规划

"十三五"国家重点图书、音像、电子出版物出版规划(医药卫生)

前言

中医理论肇始于《黄帝内经》《难经》，本草学探源于《神农本草经》，辨证论治及方剂学发轫于《伤寒杂病论》。在此基础上，历代医家结合自身的思考与实践，提出独具特色的真知灼见，不断革故鼎新，充实完善，使得中医药学具有系统的知识体系结构、丰富的原创理论内涵、显著的临床诊治疗效、深邃的中国哲学背景和特有的话语表达方式。历代医家本身就是"活"的学术载体，他们刻意研精，探微索隐，华叶递荣，日新其用。因此，中医药学发展的历史进程，始终呈现出一派继承不泥古、发扬不离宗的繁荣景象。

中国中医科学院中医基础理论研究所，自 2008 年起相继依托 2005 年度国家"973"计划课题"中医学理论体系框架结构与内涵研究"、2009 年度科技部基础性工作专项重点项目"中医药古籍与方志的文献整理"子课题"古代医家学术思想与诊疗经验研究"、2013 年度国家"973"计划项目"中医理论体系框架结构研究"，以及国家中医药管理局重点研究室"中医理论体系结构与内涵研究室"建设规划，联合北京中医药大学等 16 所高等院校及科研和医疗机构的专家、学者，选取历代具有代表性或学术特色突出的医家，系统地阐释与解析其代表性学术思想和诊疗经验，旨在发掘与传承、丰富与完善中医理论体系，为提升中医师理论水平和临床实践能力和水平提供参考和借鉴。本套丛书即是此系列研究阶段性成果总结而成。

综观历史，凡能称之为"大医"者，大都博览群书，学问淹博赅洽，集百家之言，成一家之长。因此，我们以每位医家独立成书，尽可能尊重原著，进行总结、提炼和阐发。此外，本丛书的另一个特点是，将医家特色学术观点与临床实践相印证，尽可能选择一些典型医案，用以说明理论的实践价值，便于临床施用。本丛书现已列入《"十三五"国家重点图书、音像、电子出版物出版规划》中的"医药卫生"重点图书出版计划，并将于"十三五"期间完成此项出版计划，拟收载历代102名中医名家，总字数约1600万。

丛书各分册作者，有中医基础学科和临床学科的资深专家、国家及行业重点学科带头人，也有中青年教师、科研人员和临床医师中的学术骨干，分别来自全国高等中医院校、科研机构和临床单位。从学科分布来看，涉及中医基础理论、中医各家学说、中医医史文献、中医经典及中医临床基础、中医临床各学科。全体作者以对中医药事业的拳拳之心，共同努力和无私奉献，历经数年成就了这份艰巨的工作，以实际行动切实履行了传承、运用、发展中医药学术的重大使命。

在完成上述科研项目及丛书撰写、统稿与审订的过程中，研究团队暨编委会和审订委员会全体成员，精益求精之心始终如一。在上述科研项目负责人、丛书总主编、中国中医科学院中医基础理论研究所潘桂娟研究员主持下，由常务副主编张宇鹏副研究员、陈曦副研究员及各分题负责人——翟双庆教授、刘桂荣教授、郑洪新教授、邢玉瑞教授、钱会南教授、马淑然教授、文颖娟教授、陆翔教授、杨卫彬研究员、崔为教授、柳亚平副教授、江泳副教授、王静波博士等，以及医史文献专家张效霞副教授，分别承担或参与了团队的组织和协调，课题任务书和丛书编写体例的起草、修订和具体组织实施，各单位课题研究任务的落实和分册文稿编写和审订等工作。编委会还多次组织工作会议和继续教育项目培训，组织审订委员会专家复审和修订；最终由总主编逐册复审、修订、统稿并组织作者再次修订各分册文稿。自 2015 年 6 月开始，编委会将丛书各分册文稿陆续提交中国中医药出版社，拟于 2019 年 12 月之前按计划完成本套丛书的出版。

2016 年 3 月，国家中医药管理局颁布了《关于加强中医理论传承创新的若干意见》，指出"加强对传承脉络清晰、理论特色鲜明的古代医家的学术思想研究，深入研究中医对生命、健康与疾病认知理论，系统总结中医养生保健、防病治病理论精华，提升中医理论指导临床实践和产品研发的能力，切实传承中医生命观、健康观、疾病观和预防治疗观"。上述项目研究及丛书的编写，是研究团队对国家层面"加强中医理论传承与创新"号召的积极响应，体现了当代中医学人敢于担当的勇气和矢志不渝的追求！通过此项全国协作的系统工程，凝聚了中医医史、文献、理论、临床研究的专门人才，培育了一支专业化的学术队伍。

在此衷心感谢中国中医科学院及其所属中医基础理论

研究所、中医药信息研究所、研究生院，以及北京中医药大学、陕西中医药大学、山东中医药大学、云南中医学院、安徽中医药大学、辽宁中医药大学、浙江中医药大学、成都中医药大学、湖南中医药大学、长春中医药大学、黑龙江中医药大学、南京中医药大学、河北中医学院、贵阳中医药大学、中日友好医院等16家科研、教学、医疗单位，对此项工作的大力支持！衷心感谢中国中医药出版社有关领导及华中健编审、伊丽萦博士及全体编校人员对丛书编写及出版的大力支持！

本丛书即将付梓之际，百余名作者感慨万千！希望广大读者透过本丛书，能够概要纵览中医药学术发展之历史脉络，撷取中医理论之精华，传承千载临床之经验，为中医药学术的振兴和人类卫生保健事业做出应有的贡献！

由于种种原因，书中难免有疏漏之处，敬请读者不吝批评指正，以促进本丛书不断修订和完善，共同推进中医药学术的继承与发扬！

《中医历代名家学术研究丛书》编委会

2016 年 9 月

凡例

一、本套丛书选取的医家，均为历代具有代表性或特色学术思想与临床经验的名家，包括汉代至晋唐医家 6 名、宋金元医家 18 名、明代医家 25 名、清代医家 46 名、民国医家 7 名，总计 102 名。每位医家独立成册，旨在对医家学术思想与诊疗经验等内容进行较为详尽的总结阐发，并进行精要论述。

二、丛书的编写，本着历史、文献、理论研究有机结合的原则，全面解读、系统梳理和深入研究医家原著，适当参考古今有关该医家的各类文献资料，对医家学术思想和诊疗经验，加以发掘、梳理、提炼、升华、概括，将其中具有理论意义、实践价值的独特内容阐发出来。

三、丛书在总体框架上，要求结构合理、层次清晰；在内容阐述上，要求概念正确、表述规范，持论公允、论证充分，观点明确、言之有据；在分册体量上，鉴于每个医家的具体情况不同，总体要求控制在 10 万～20 万字。

四、丛书每一分册的正文结构，分为"生平概述""著作简介""学术思想""临证经验"与"后世影响"五个独立的内容范畴。各分册将拟论述的内容按照逻辑与次序，分门别类地纳入以上五个内容范畴之中。

五、"生平概述"部分，主要包括医家姓名字号、生卒年代、籍贯等基本信息，时代背景、从医经历以及相关问题的考辨等。

六、"著作简介"部分，逐一介绍医家的著作名称（包括现存、已经亡佚又经后人辑复的著作）、卷数、成书年代、主要内容、学术价值等。

七、"学术思想"部分,分为"学术渊源"与"学术特色"两部分进行论述。前者重在阐述医家之家传、师承、私淑(中医经典或前代医家思想对其影响)关系,重点发掘医家学术思想的历史传承与学术渊源;后者主要从独特的学术见解、学术成就、学术特点等方面,总结医家的主要学术思想特色。

八、"临证经验"部分,重点考察和论述医家学术著作中的医案、医论、医话,并有选择地收集历代杂文笔记、地方志等材料,从中提炼整理医家临床诊疗的思路与特色,发掘、总结其独到的诊治方法。此外,还根据医家不同情况,以适当方式选录部分反映医家学术思想与临证特色的医案。

九、"后世影响"部分,主要包括"学术影响与历代评价""学派传承(学术传承)""后世发挥"和"国外流传"等内容。其中,对医家的总体评价,重视和体现学术界共识和主流观点,在此基础上,有理有据地阐明新见解。

十、附以"参考文献",标示引用著作名称及版本。同时,分册编写过程中涉及的期刊与学位论文,以及未经引用但能体现一定研究水准的期刊与学位论文也一并列出,以充分休现对该医家研究的整体状况。

十一、附以丛书全部医家名录,依照年代时间先后排列,以便查检。

十二、丛书正文标点符号使用,依据《中华人民共和国国家标准标点符号用法》（GB/T 15834–2011）。医家原书中出现的俗字、异体字等一律改为简化正体字，个别不能对应简化字的繁体字酌予保留。

《中医历代名家学术研究丛书》编委会

2016 年 9 月

内容提要

郑梅涧，名宏纲，字纪原，号梅涧，别号雪萼山人。生于清雍正五年（1727），殁于乾隆五十二年（1787）。安徽省歙县人，著名中医学家。著有《重楼玉钥》《箧余医语》等。郑梅涧术业精湛，注重实践，长于中医疫病和急危重症的诊治，在中医理论、临床辨证思维、脉学等方面均有所发微，在中医喉科学、儿科学、针灸学等方面均有建树。郑梅涧基于临床实践和学术研究，提出"命门水火贵阴说"，脉学"三法参伍"诸说，辨证"十二字审证学说"，论治"药贵中病学说"，治疫"养阴清肺学说"，治喉风"辛凉养阴学说"，针灸"三针学说"；在喉科吹药应用、多种疗法并用方面颇具特色。本书内容包括郑梅涧的生平概述、著作简介、学术思想、临证经验及后世影响等。

郑梅涧（1727–1787），安徽省歙县人，著名中医学家，新安医学郑氏喉科学术流派代表性医家。著有《重楼玉钥》《箑余医语》等。

新安医学郑氏喉科学术流派，以家族医链的方式薪火相传。郑梅涧的书稿及文献资料由其嫡传后学代代传承，外界知之甚少，故迄今尚无关于郑梅涧研究的专著。现代期刊相关论文六十余篇，内容仅涉及《重楼玉钥》的学术思想、针药特色等。对郑梅涧的家族家庭、生平研究，特别是反映其学术创新的《箑余医语》研究，尚属空白；对郑梅涧的学术思想、理论创新、临床诊疗特色等，缺少深层次的发掘、提炼和总结。

本次整理研究，力求填补生平研究空白、发掘学术思想精华、确认理论创新、评介临床经验、厘清后世传承脉络等，所采用的具体方法如下。

1. 生平事迹研究 基于本书作者郑日新珍藏的郑梅涧书稿、文物、谱牒等原始文献，基于郑氏家宅 1.5 公里范围内地表建筑的徽文化内涵，立体化还原郑梅涧生存空间的原貌，进行社会背景、家庭背景、家族家风研究，进而论证其对医家成才的影响。

2. 学术思想研究 在确认理论创新、发掘学术思想精华方面，以郑梅涧学术著作的原文为依据，以著作的时间为中点，向前，纵向分析中医文献，确认郑梅涧学术新说的理论创新性，并厘清学术发展源流；向后，纵向分析医学文献，并结合当今医学发展，分析其实用性。

3. 临证经验研究 以郑梅涧学术著作的原文为依据，总结特色，凝练学说，升华理论，并和古今公知公用的诊疗方法比较、分析郑梅涧临床经验的创新之处和特色。

本次整理研究拟达到的主要学术目标是：系统总结郑梅涧在命门学说、脉学、辨证论治方面的学术创新与发微，总结郑梅涧治疗感染性热病和疫病的临床特色和学术价值；分析中华民族优秀传统文化对医家成才所产生的导向和激励作用，从更深层次揭示中医药学术发展的内在规律及外部条件；厘清新安郑氏喉科流派理论源流，为全面整理新安医学郑氏喉科流派学术经验奠定基础。

本次整理研究所依据的郑梅涧著作的版本是：《重楼玉钥》为人民卫生出版社 1956 年影印道光十九年己亥（1839）喜墨斋翻刻本。《箧余医语》为《安徽卫生》1959 年 6 期刊载本。期刊文章，选择已经公开发表的论文。书后参考文献，列出书籍文献版本，及现代以来有关郑梅涧研究的论文题录。

国家中医药管理局安徽新安郑氏喉科流派工作室的宋若会、郑公望、郑园、郑葶、郑翼、周宿迪、屠彦红、郑辛荑、高士秀，参加了本次整理研究和本书的编著，由于丛书题署体例所限，未能标署。

衷心感谢参考文献的作者以及支持本项研究的各位同仁！

安徽中医药大学　郑日新

2015 年 6 月

目 录

郑梅涧

生平概述

郑梅涧，名宏纲，字纪原，号梅涧，别号雪莘山人。生于清雍正五年（1727），殁于乾隆五十二年（1787）。安徽省歙县人，中医喉科著名医家。著有《重楼玉钥》《篋余医语》等。郑梅涧术业精湛，注重实践，长于中医疫病和急危重症的诊治，在中医理论、临床辨证思维、脉学等方面均有所发微，在中医喉科学、儿科学、针灸学等方面均有建树。郑梅涧基于临床实践和学术研究，提出"命门水火贵阴说"，脉学"三法参伍"诸说，辨证"十二字审证学说"，论治"药贵中病学说"，治疫"养阴清肺学说"，治喉风"辛凉养阴学说"，针灸"三针学说"；在喉科吹药应用、多种疗法并用方面颇具特色。

关于郑梅涧生平的研究，首先回眸郑梅涧生活时代的社会、文化、家庭背景和社会需求；其次，考辨郑梅涧籍贯、生卒年、名字号，分析郑梅涧从医经历，以期全面、准确了解中医清代名家郑梅涧的生平；再通过概述其学术成就，以期宏观把握郑梅涧的学术思想和学术成就。

一、时代背景

郑梅涧学术思想的形成，既与其所处社会的时代背景和文化思潮密切相关，又与其家族家风、知识结构等因素紧密相关。时代背景研究，是从国运（社会背景）、乡情（文化背景）、家风医风（家庭背景）层面，重点聚焦徽文化熏陶、家风砥砺两个视角，立体化还原郑梅涧生活的"时间空间四维"实景，以增强郑梅涧学术研究的信度、深度和力度。

社会背景研究，主要研究郑梅涧及其父辈生活时间段的社会背景。郑梅涧欣逢太平盛世，其生活年代的国家政治经济情况处于鼎盛时期，家族儒、商、官、医，四位一体，良性发展，相辅相成，是郑梅涧成才的重要影响因素。

文化背景研究，是研究徽文化对郑梅涧的熏陶作用。研究立足郑梅涧生活半径的地理三维空间，从徽州、歙县、郑村、南园、由远及近，以文化地理为主题，展示郑梅涧生存时间段所受到的地理三维空间影响。研究特别注重郑梅涧家宅（南园）为中心的1500米生活空间方位内的地表建筑，解释其徽文化的内涵，进而展示这些地表建筑对郑梅涧成才的熏陶和砥砺作用。

家庭背景研究，是研究郑氏家族家风对郑梅涧的奋勉作用，以郑梅涧家族先辈的史迹为切入点，展示他们建树的以"善""贞白"为特色的家风，进而说明郑氏家风对郑梅涧成才所产生的导向和激励作用。

通过郑梅涧生活时代的社会背景、文化背景、家庭背景研究，旁搜曲证，探析中华民族优秀传统文化——徽文化，与郑梅涧学术思想形成的相关性，发现许多有价值的材料。现基于研究结果，就相关问题阐述如下。

（一）社会背景

郑梅涧生活时代，处于封建社会的一个繁华高峰，是清代的太平盛世，史称"康乾盛世"。

在这一历史时期，包括医学在内的科学和生产力得以发展，社会经济的高度繁荣，学术文化的集大成趋势，是"康乾盛世"最显著的历史特征。其中，乾隆亲自倡导并编成了大型文献丛书《四库全书》。《四库全书》中，收载了郑梅涧十二世祖郑玉所著《师山文集》，纪晓岚亲为《师山文集》纂写《内容提要》，对郑氏家族当有激励作用。

（二）文化背景

中国优秀传统文化，就是中华民族、中国人民的精神家园。文化背景研究以文化地理为视角，由远及近聚焦郑梅涧主要生活圈"徽州—歙县（府治）—郑村"，分析其在中国优秀传统文化中的权重。文化背景研究，特别聚焦郑梅涧家宅 1.5 公里范围内的郑氏书院、里坊、祠堂、家庙等地表建筑，分析这些具有徽文化特色的建筑空间所蕴含的中华民族特有的物质文明和精神文明，以清晰地认知徽文化对郑梅涧立德修身、立业立言，成为一代名医所产生的奋勉砥砺作用。

1. 文化地理名片

郑梅涧主要生活圈——"徽州—歙县（府治）—郑村"，是三张厚重的文化地理名片。

（1）徽州

徽州位于今安徽省南部。自秦置"新安郡"以来，已有 2200 余年的历史。宋元明清四代，徽州统"一府"（府治在歙县），辖"六县"（歙县、黟县、休宁、婺源、绩溪、祁门）。

古徽州是徽文化的发源地，人文荟萃，素有"东南邹鲁""文礼之邦"之誉称。数百年朝代更迭，行政区划稳定；古代兵连祸接，但介于万山丛中的古徽州，如世外桃源，人民安居乐业，地域少有战祸（历史上的太平军乱，发生在郑梅涧生活时代之后）。这在中国历史上是较为罕见的，这也为徽文华的形成和发展，奠定了重要基础。

徽文化是我国优秀传统文化的典型代表。徽文化与藏文化、敦煌文化研究，是中国传统文化研究的三大显学，"徽州"也就成为一个名播中外的文化地理概念。

（2）歙县

歙县历史悠久，秦代置县，自隋末至清，历为郡、州、路、府的治所。歙县山水清淑，物华天宝，文风昌盛，才俊星驰。郑梅涧生活时代的清朝，歙县作为徽州府治所在地，在古徽州所辖一府六县中，起到了政治、经济、文化中心作用，实为徽商之源，徽文化渊薮之地。由于重礼教、倡文化，明清时期的歙县是与京畿媲美的"首善之区"。

中华人民共和国国务院（以下简称国务院）于1986年授予歙县为"国家历史文化名城"，成为国家级文化与自然遗产保护单位，彰显国家对保护与弘扬徽文化的重视。

（3）郑村

郑村在歙县城西约5公里，位于北纬30°这一"地球神秘线"上。自元、明以来，这里人文卓著，有教育家郑玉、诗人郑旼、科学家郑复光、医家郑梅涧、学者汪宗沂、画家汪采白等。该村具有徽文化内涵的古地表文物众多，有郑氏宗祠及门坊、贞白里坊、忠烈坊以及和义堂等。《郑村志》载：郑村"'师山书院'的理学研究、不疏园的'皖派朴学'研究，新安医学郑氏喉科世家，先后在中国思想界、学术界、中医界产生了重大而深远的影响，是中华优秀传统文化学术研究的'硅谷'"。

《郑村志》载：郑梅涧先祖在北宋初年（960）迁居郑村，聚族而居。郑氏家族在郑村的居住单元建筑，按宋代都市"里坊制度"规划，里名曰"善福里"。元末，郑梅涧的十世祖郑安、十一世祖郑千龄、十二世祖郑玉，忠贞报国、清白做人，经朝廷议定，敕命郑梅涧家族居住区域"善福里"易名"贞白里"。

国务院于2003年，授予郑村"中国历史文化名村"。由是，郑梅涧生活地理空间的歙县和郑村，均入选国家级"文化与自然遗产保护单位"。

2. 师山书院与不疏园

在郑梅涧生活的时代，其家宅1公里方位内，分布着郑氏家族主办的师山书院和汪氏家族主办的不疏园书院。师山书院，在学术上形成了"师山学派"，不疏园又孕育了"皖派朴学"。这两个学派，先后在中国思想界和学术界产生了重大而深远的影响。郑梅涧家宅1公里范围汇聚了两个学术中心，这在中国所有的千年古村落中绝无仅有，堪称是中华优秀传统文化的"硅谷"。"硅谷"的文化沃土孕育了代代济世英才，也成就了新安名医郑梅涧。

（1）书院的作用

书院是我国古代一种特有的教育组织形式和学术研究机构。书院制度对于传递我国古代文化，传播学术思想，发展教育事业，培养学术人才，丰富教育理论与经验，起到了重要作用。书院的教育宗旨是：为国家培养修身、齐家、治国、平天下的人才，类似于今之研究院。一般的启蒙学校、家塾、私塾不是书院。

徽州书院多是宗族主办，以提高宗族教育的水平和宗族人才的文化素质为初衷。教育事业的发达，既提高了宗族子弟的文化素质，又培养了大量高水平的人才，他们在各个领域取得了丰硕的学术成就。

（2）师山书院

郑氏家族主办的师山书院，对郑梅涧的成才起到了重要的作用，兹就书院简况、学术地位与殊荣、郑梅涧与师山书院介绍如下。

师山书院简况：元代至正年间（1341～1368），郑梅涧十二世祖郑玉在郑村师山创建师山书院，明嘉靖六年（1527）移建在"贞白里坊"往东13米处。郑梅涧家宅"南园"与师山书院的距离约300米。乾隆己卯年（1759），郑梅涧的父亲郑于丰携弟郑于蕃重建，规模扩大。"文革"期间被毁。

《郑村志》综合相关文献云："师山书院是一所仿白鹿洞式的书院。""师山书院规模宏大整齐，殿堂门庑[①]，庖湢[②]咸具。讲肄有室，登眺有亭。""师

---

① 庑：堂下周围的走廊、廊屋。

② 湢：浴室。

山书院既藏书也讲学，成了远近闻名的教育中心。"

学术地位与殊荣：郑玉是元代著名教育家，他从教育思想、教学内容、教学方式等方面，系统总结出一套教育理论，特别是强调"德育为先"，教育与实践、读书与劳动相结合的教育理念，达到了古代教育思想的高点。师山书院培养了一大批人才，著述丰硕，学术上形成了"师山学派"。

《郑村志》载：师山书院的学术成就，举国瞩目，皇家的殊荣嘉誉不断，有着元代"中书省"（宰相直接领导，负责全国政令的机关）命名"师山书院"，明太祖皇帝诏赐"人文师表"匾额，明嘉靖皇帝御旨褒奖"可垂后范"、地位"堪与紫阳并存，永不朽也"的殊荣。据《郑村人物类略》载："明万历八年庚辰（1580），奉旨淘汰天下书院，仅存四十有六，余皆更名祠宇庵堂。徽郡存书院者有三，歙存朱文公紫阳书院、郑文贞公师山书院，婺源存明经书院。嘉靖御旨：'查得师山郑子，课徒百人，皆为先宪[1]，著书万年言，可垂后范，堪与紫阳并存，永不朽也。'"

郑梅涧与师山书院：教育与学术研究机构两位一体的师山书院，是郑梅涧家族所办，培养了一代代修身、齐家、治国、平天下的人才，成就了一代名医郑梅涧。

《郑村志》记载，师山书院自元末"一直延续至清朝末期"，在郑梅涧时代，是师山书院的鼎盛时期。据《郑村人物类略·郑于丰》与《郑村志》记载，乾隆己卯年（1759），郑梅涧32岁时，郑于丰"偕弟于蕃重修师山书院，轮奂一新""规模扩大"。民国版《歙县志·郑于丰》，也记载是郑梅涧父辈重修师山书院。《歙县志·郑于丰》曰："旧有师山书院已倾圮[2]；丰

---

① 先宪：前朝的官员。

② 圮：倒塌。

偕弟于蕃鸠^①工新之。"《歙县志・郑宏绩》曰："父于蕃与兄于丰，同修师山书院。"重修扩建师山书院，体现了郑梅涧父辈重视宗族教育的水平和宗族人才文化素质的提高，用心良苦，成效卓然。

郑氏家藏谱牒等文献记载，郑梅涧是师山书院的学子，是清朝最高学府国子监的"国学生"。

（3）汉学研究与学术交流中心——不疏园

不疏园书院，对郑梅涧的成才也产生了一定的影响。兹就不疏园的位置、学术地位、郑梅涧与不疏园三方面内容介绍如下。

位置：不疏园位于西溪，距郑梅涧家宅南园不足千米，是汪氏家族集楼轩亭阁、书屋学馆为一体的园林建筑。国内著名徽学研究学者汪世清，在《不疏园与皖派汉学》一文中说："（西溪）西边紧邻郑氏族居的贞白里。二村衡宇相连，街巷相通，俨然一体，古今都合称为郑村。"

学术地位：不疏园有书房、藏书楼等12处建筑。不疏园主人汪泰安"斥千金置书"，传藏书达数百万册。

不疏园学术地位闻名遐迩，有两大原因：一是因江永（1681—1762）学术巅峰年龄在不疏园，并执馆课徒7年；二是江永与其弟子（江门七子戴震、郑牧、汪肇龙、程瑶田、汪梧凤、方矩、金榜），在不疏园撰著了蔚为大观的学术著作，创建了以"实事求是"为特色的徽派朴学。由此，不疏园被学术界公认为是清代皖派汉学的研究基地、国内汉学学术交流中心，在清代学术史上占有非常重要的位置。

郑梅涧与不疏园：现今史料没有记载郑梅涧的学风是否受到不疏园的影响。从不疏园学者创研"徽派朴学"时郑梅涧的年龄，郑梅涧家宅"南

---

① 鸠：聚集。

园"与不疏园的距离，郑梅涧的职业对构建社交人脉的作用等方面，可以推测，徽派朴学"实事求是"的学风，对郑梅涧研习古医籍有促进作用。

郑氏和汪氏两大家族在郑村聚族而居，郑梅涧家宅南园距不疏园不足千米。从家藏文献文物可知，两大家族世交和睦，有师生关系、姻亲关系的记载。乾隆十七年（1752），72 岁的江永在不疏园设馆课徒并著书治学，历时 7 年（1752～1758），郑梅涧时年 25～32 岁。郑梅涧是"国学生"，是"救危起死，求治者踵门，未尝受人丝粟之报"（《重楼玉钥·方序》）的一方名医。其医术泽被，必定惠及邻里的不疏园主人及其学者，不疏园书院所创的"徽派朴学"也当对郑梅涧的学风产生影响。

综上所述可知，郑梅涧是师山书院的学子，师山学派和皖派朴学的学术思想均对郑梅涧产生影响。

3. 贞白里坊

牌坊是中华民族优秀传统文化的物化符号，人文精神与艺术交融的建筑，具有宣明教化、旌表功德的功能，直观体现了社会伦理文化。

现为安徽省"重点文物保护单位"的贞白里坊，是郑梅涧家族居住的里门（类似于现代城市生活小区的大门），是郑梅涧家族贞白家风的物化实证。

（1）"里坊"与"表闾"

"里坊"和"表闾"，属我国古代政权的管理制度。兹就"里坊"制度、"表闾"制度、立牌坊的条件介绍如下。

"里坊"制度：牌坊最初是一个地标符号，起源于中国古代的"里坊制度"。在汉、唐至北宋中期，京都的城建体系有严格的规划，称作"里坊制度"。其中皇亲国戚居住在方形或矩形区域，称"坊"，四民所居方形或矩形区域称作"里"。在里坊的主要街口设有里坊门。里坊门最早具有"地标"的功能。

"表闾"制度：设在民居单元区域（里坊）供进出之门，古称"闾"，继里坊门具有"地标"功能后，朝廷为便于管理，在不同家族的里坊门插上各色的旗帜或书写文字，以区别良莠，或将功臣英烈的事迹刻凿其上，或刻制木牌悬于其上，以示表彰，引导民风，这就是古时的"表闾"制度。直到20世纪，我们经常看到的居家门上悬挂的诸如"光荣军属""革命烈属"等象征荣誉的表彰性木牌，实际上仍是"表闾"制度的演化。

立牌坊的条件：古代树立牌坊，多需要得到皇帝恩准或地方政府批准，并要有一定的经济基础。古徽州俊杰辈出，徽商财力丰厚，是徽州成为"牌坊之乡"的重要条件。

（2）贞白里坊概况

贞白里坊，是表彰郑梅涧先祖郑千龄家族忠贞报国、清白做人，奉敕命建于元末，是古徽州现存牌坊中建筑年代最早、历史最为悠久的一座石牌坊。

郑梅涧家族有着辉煌的历史，郑梅涧的第十世祖郑安，为歙县令，政绩卓然，鞠躬尽瘁；十一世祖郑千龄，官拜"淳安、休宁尹"，"操守谦介，有惠政"。为表彰郑氏家族家风，元·宁宗皇帝下旨，为郑千龄家族居住里坊赐名为"贞白里"，并敕造了"贞白里坊"。

贞白里坊位于郑梅涧家宅通向主街的胡同口，是郑氏家族居住建筑单元的"里门"。《歙县志》载有贞白里坊的建筑年代，建筑风格、结构及篆刻铭文。其铭文曰："贞白里坊始建于元末，明弘治十二年（1499）重立，明嘉靖六年（1527）重整，清乾隆二十年（1755）重修。坊为双柱单间三楼，高8米，宽5.7米，卷草式云头脊。题字枋额皆为红砂岩，似为始建原件，余为白砂岩。二楼额枋'贞白里门铭'，元翰林国史院编修、助教程文（约1269—1341）书；一楼额枋篆刻'贞白里'，元末奉政大夫、浙江东海右道肃政廉访司佥事余阙书。"

贞白里坊是集里坊、门坊和功德坊三位一体，福州大学建筑系朱永春教授说贞白里坊"它属于里坊的标志坊"。此石坊为仿木结构，石柱内侧面有门框铆口，早时装有栅门。故贞白里坊亦是"门坊"。贞白里坊是由皇帝敕命建造的郑氏家族里坊，属功名坊。自宋、元迄今，城市建筑"里坊制度"渐趋淡化，国内的里门已不多见，加之"贞白里"牌坊是古徽州年代最为久远的元代牌坊，内涵丰富，安徽省人民政府于1981年9月将其列入"省级重点文物保护单位"。

（3）"贞白里坊"名释

贞白里的"里"，指郑梅涧先祖的住宅区。郑梅涧一世祖球公在北宋初年从中原迁徙到徽州，在郑村聚族定居，家族建房保持城市建筑规划的"里坊制度"，所居之处名为"善福里"。

贞白里的"贞"，即"忠贞""守正"；"贞白"的"白"，为"清白"之意。

作为郑氏家族居住区的标志性建筑里门，旌表为"贞白里"，是对郑氏家族和郑氏家族家风的议定、认证和整体性褒奖。

（4）牌坊铭文与贞白家风

为研究影响郑梅涧成才的环境因素，我们首次解读贞白里牌坊铭文的内涵要点有二：一是皇帝敕命郑氏居住地"善福里"易名为"贞白里"，元廷相关部门（有司）奉敕命建贞白里坊。二是贞白里坊的表彰对象，是以郑千龄祖孙三代为代表的郑氏家族，由是，贞白家风承传不坠。文献依据如下有四。

其一，撰写圣旨的官员书《贞白里门铭》。

在"贞白里坊"的二楼位于龙凤牌匾额位置，篆刻有元代翰林国史院编修程文等撰写的《贞白里门铭》。元朝翰林国史院，是元代朝廷负责起草诏敕、封赠宣敕的中枢秘书机构，"典制诰"是其主要职掌，"凡王命，言必以文"，即君王的语言之命，由翰林国史院的官员撰写成诏敕文书。程文为翰林国史院官员，从程文撰写《贞白里门铭》铭文的内容、《贞白里门铭》的位置可知，元代贞白里坊的《贞白里门铭》具有明清牌坊"龙凤牌"功能，此为奉敕命修建的依据。

元代的牌坊似无"圣旨""恩荣"的龙凤牌，笔者研究后认为，撰写圣旨的官员书《贞白里门铭》，并篆刻在龙凤牌的位置，当是龙凤牌的雏形。至明清时期，龙凤牌才是皇帝恩准建造牌坊的标志。正如王晓露《歙县牌坊艺术与思想探论》一文所说："皇帝恩准建造的牌坊，在主楼檐下和顶枋之上的正中间，就会有一块小石板，上书'圣旨''恩荣''敕命'等字，因为都是皇帝下诏建造的，小石板上两字旁边都雕满龙凤图案，以示皇威，所以这个小石板就被称为'龙凤牌'。""以'圣旨'建牌坊正式起始于明代，据《古今图书集成·考工典》载：'明·洪武二十一年（1388），廷试进士赐任亨泰等，及第出身有差，上命有司建状元坊以旌表之。圣旨建坊以此始。'于是歙县牌坊很多都是皇帝下诏建造的，大多数都有'龙凤牌'。"

其二，《贞白里门铭》残文有"敕"字。

《贞白里门铭》纪念"贞白先生"郑千龄为官清廉、惠政爱民的事迹。《贞白里门铭》文字因年久风化脱落，已看不清内容，只有少数字为"贞白里……敕……以……茫茫，……所……郑徽事文学……和与世……贞白里是……"，额枋有篆字正反字目样。

"敕"，即"帝王的诏书、命令"之意。《贞白里门铭》残文"敕"字，为奉敕命修建的依据之一。

其三，元廷钦派重臣书"贞白里坊"名。

一楼额枋篆刻的"贞白里"三字，系"奉政大夫、浙江东海右道肃政廉访司金事余阙"所书。考据相关史料，余阙时为元廷钦派监察徽州百官的重臣。

余阙，字廷心，一字天心，元廷统元年（1333）进士，官至监察御史。余阙留意经术，五经皆有传注，文章气魄深厚，篆隶亦古雅，著有《青阳集》四卷传于世（见《四库总目》）。余阙殁后，元廷赐余阙为淮南行省平章，追封豳国公，谥忠宣。

"奉政大夫"为元廷五品官员；"肃政廉访司"是元廷官署的名称，掌监察百官，所巡视地区称"道"；每道置廉访使、副使、佥事等属官。监察御史是掌管监察百官、巡视郡县、纠正刑狱、肃整朝仪等事务的官员。

元世祖至元十四年（1277），徽州升徽州路，"徽州路"境为今钱塘江上游的旧徽州府（今黄山市、绩溪县及江西婺源县），隶江浙行省，故余阙时为朝廷钦派监察徽州百官的重臣。

其四，郑氏谱牒记载"朝议敕命"旌表。

清·郑锡候《郑村人物类略》是家族谱牒精华本，由郑氏族人郑锡候从郑氏谱牒的郑氏世系排序及其事迹的内容"就章摘要，汇为一编"。据《郑氏人物类略》记载："郑千龄殁之日，士民私谥曰'贞白'；朝议敕命，改名所居'善福里'为'贞白里'。"

"朝议敕命"的"议"，为评议、决议；朝廷评议郑千龄功德为1332年，其时，郑千龄父亲郑安因惠政，已被元廷批准立"令君庙"，郑千龄子郑玉，为理学家、教育家，时年35岁，在理学领域已崭露头角。《贞白里门铭》"郑徽事文学"，当为表彰郑玉。故"朝议"决议以"里"整体性旌表，当为表彰以郑千龄祖孙三代为代表的郑氏家族。"朝议敕命"的"敕命"，揭示"朝议"的决议得到皇帝的恩准，并颁发圣旨。

家族谱牒掌握第一手资料，真实性、可信性高于志书。郑梅涧家族是歙邑望族，族人如假书圣旨为谱牒作伪，有抄灭九族的危险，故"朝议敕命"具有真实性和可信性。

综上四项所述，可知元代朝廷为启迪后人，"以导民风"，特地敕建这座集里坊、门坊、功名坊三位一体的"贞白里"牌坊，旌表对象为以郑千龄祖孙三代为代表的郑氏家族。

（5）贞白里坊对郑梅涧的影响

这座规模不算宏伟的郑氏里门牌坊，因其蕴含丰富的文化、思想内涵和精神价值，是贞白家风的物化实证。

郑梅涧的父辈非常重视贞白家风的传承。据《歙县志》记载，在清乾隆二十年（1755），家宅的里门"贞白里坊"再度修葺，意在纪念先哲，弘扬家风，披导后代。再度修葺的时间，郑梅涧28岁，正是世界观形成的重要时期，郑梅涧每日进出父辈再度修葺的"贞白里坊"门，有着无声的奋勉砥砺作用。

（6）贞白里坊对后世的影响

建于元代的"贞白里坊"，是一部凝重的历史教科书，载誉郑梅涧先祖的功德，砥砺郑氏家族后人立身树德。

从元代建坊迄今，郑村族人操办红白喜事，娶妻、嫁女、殡葬的队伍都要从贞白里坊下经过，以示要牢记祖训，不忘贞白家风，表达了对贞白里先祖的敬仰之情。郑氏家族的这一传统风俗，代代相传，至今不坠。

4. 奕世忠贞坊

现为"国家文物保护单位"的"奕世忠贞"石坊，是郑梅涧祖祠郑氏宗祠前的门坊，为国累世忠贞、代代忠贞的内涵，也是影响郑梅涧成才的重要外部环境。

"奕世忠贞"石坊建于明万历乙卯年（1615）。高大的门坊耸立在郑氏宗祠仪门之前方，门坊三间四柱五楼，宽约9.86米，高12.5米。明万历四十三年（1615），郑氏宗祠大修时，加造了"奕世忠贞"石坊。郑氏二十二世祖郑禹功主持了郑氏宗祠大修工程，《郑村人物类略》载："二十二世如淮，字禹功，号子清，礼部儒士。明万历癸巳年（1593），同道治董[①]建'忠贞宗祠'，迄乙卯（1615），祠宇坊表始告成功。"

"奕世忠贞"石坊梁、柱和枋额遍饰锦纹雕刻，典雅工丽。牌坊的额枋上正面原镌有"奕世忠贞"，背面镌有"名宗孝祀""直隶江南徽州知府洪有助、同知稽汝沐、通判郭钟秀、知县□□□[②]，万历乙卯孟秋同题""裔孙允中、学诗同立"等字样。

坊的额枋"奕世忠贞"之"奕"，意思为"累""重"。"奕世忠贞"即对国家累世忠贞、代代忠贞；"名宗孝祀"，谓著名家族注重孝敬享祀。额枋题署者"直隶江南徽州知府"，是徽州府的最高行政长官，"知县"是歙县的行政长官，郑氏祠堂门坊得到徽州府、歙县最高行政官员的题签，代表了辖区政府的褒奖。"裔孙允中、学诗同立"之"裔孙"，是本族内"向下第十代宗族辈分"的称谓。

"文革"时，石坊上面的字及部分纹饰被当作"四旧"而凿掉了。

5. 忠贞祠

祠堂是供奉和祭奠祖先的圣堂，是同宗族人的精神家园。郑氏宗祠因倡导"忠贞、孝仪、济美、扬善"的文化内涵和首屈一指的建筑面积，被国务院认证为"全国重点文物保护单位"，成为传承中华民族优秀宗族文化的基地。

（1）郑氏宗祠概况

郑氏宗祠是郑梅涧的祖祠。明清时期，郑村郑氏家族的祠堂除这座祖祠外，还有"令君祠"和"郑氏女祠"。郑氏宗祠坐落于郑梅涧家宅西南方约400米处。该祠是徽州三大名祠（龙川胡氏宗祠、郑氏宗祠、罗东舒祠）

---

① 董：监督管理。如"董事"，即为资产所有者推举出来代表自己监督和主持业务的人。

② □□□：三字漫漶不清。

之一，为"歙县第一大祠"，迄今仍保持郑梅涧生活时代的原貌。

安徽省文物事业管理局、歙县人民政府镌刻的《重修郑氏宗祠碑记》，记载了郑村郑氏祠堂的始建年代、历代修缮情况："始建于明成化丙戌（1466）之前，万历乙卯（1615）大修，清康熙癸巳（1713）重修。"1994年10月，承蒙（香港）中国文物艺术修复基金会和美国友人安思远先生对郑梅涧祖祠的厚爱，慷慨捐资，安徽省文物事业管理局、歙县人民政府按郑梅涧生活年代的郑氏宗祠原貌，"修旧如旧"地整归如初，再现其辉煌。身临其境，可以更好感悟这一珍贵文化遗产对郑梅涧的影响。

祠堂的面积与建筑艺术精美度，是一个家族先辈功德的象征，彰显了一个家族经济实力和文化涵养。郑氏宗祠"通面阔 24.5 米，通进深 75 米，占地 1837.5 平方米。歙县人民政府确认其为"歙县第一大祠"。

（2）祠名的徽文化内涵

郑村祠堂"祠宇坊表"齐备。祠堂的门坊、仪门、享堂、寝堂镌刻的文字，浓缩着冰封的史实。透过郑村祠堂建筑的鲜明艺术表征，解读冰封的史实，展示众多鲜活的历史信息，可以领略到郑梅涧家族曾经的卓越辉煌，深深地体味到浓郁的徽文化内涵，感悟到置身其间的郑梅涧所受到的精神洗礼和家风熏陶。

祠堂名称："郑村郑氏宗祠"是徽州乡里民众为与其他祠堂区别和便于记忆的称呼。郑氏族人平时则称"郑村郑氏宗祠"为"忠贞宗祠""忠贞祠""师山祠"。

相关文献文物记载有祠堂名称、修建时间、异名缘由。如《郑村人物类略》记载郑氏二十二世祖郑禹功督管修建"忠贞宗祠"，曰："二十二世如淮，字禹功，号子清，礼部儒士。明万历癸巳年（1593），同道治董建'忠贞宗祠'，迄乙卯（1615），祠宇坊表始告成功。"《重修郑氏宗祠碑记》云："郑氏宗祠，又名忠贞祠，师山先生祠"。因宗祠门坊与享堂的匾额文字，俱颂扬郑梅涧先祖郑玉；郑玉创办书院，传经讲学，人们以其"号"而称之"师山先生"，故郑氏宗祠别称"师山祠"。

（3）享堂的徽文化内涵

享堂是供奉祖宗牌位的地方，又称祭堂。郑梅涧祖祠的享堂堂号为"济美堂"。

《郑村志》载："享堂中间原悬有匾额'济美堂'一方，大学士李光地书；'道义宗传'一方，黄宗羲书。"惜于"文革"时被毁。1995年，安徽省文物事业管理局、歙县人民政府修缮郑氏祠堂时，请王乐匋先生重书"济美堂"一方，悬挂于郑梅涧祖祠享堂中间。书写享堂匾额的书法家李光地（1642—1718）是清廷吏部尚书、文渊阁大学士；黄宗羲（1610—1695）是清初三大儒之一。王乐匋（1921—1998）是安徽中医药大学教授、著名中医学家和书法家。

"济美堂"匾高挂于郑氏宗祠享堂照壁上方之正中。"济美"内涵有二：其一，"济美"语出《左传·文公十八年》，曰："世济其美，不陨其名。"谓在以前的基础上使美好的东西发扬光大。郑氏宗祠名"济美祠"，是期冀郑氏后人要继承先祖业绩，后世承前世之美，发扬光大。其二，"济"者，众多之谓，如"济济一堂"；郑玉，字"子美"，济美堂下，郑氏宗族如郑玉子美者，济济一堂也。

郑氏宗祠强调"济美"，注重扬善，体现了徽州人注重和谐治理，以维护家族秩序的大智慧。

（4）祠堂价值

郑氏宗祠先后获得"安徽省文物保护单位"和"国家重点文物保护单位"。1998年5月4日，安徽省人民政府将郑氏宗祠列为第四批"安徽省文物保护单位"。2006年5月25日，国务院核定郑氏宗祠为第六批"全国重点文物保护单位"。

文物保护单位，为中华人民共和国对不可移动文物所核定的最高保护级别。为纪念郑梅涧先祖——我国元代著名学者、教育家、理学家郑玉而建的郑氏宗祠，距今已有500多年历史。其精美建筑结构，重臣、大儒、辖官的褒奖题署，有着厚重的徽文化内涵。国家级认证为"全国重点文物保护单位"的郑氏宗祠，从物质文明和精神文明两个层面，向世人彰显中华民族的优秀传统文化。

（5）忠贞祠与郑梅涧

宗族文化是中华传统文化的一部分。郑氏血亲通过对祖先的祭祀，提高了宗族内部的凝聚力和亲和力；通过缅怀历代先贤的忠节孝义之功德，提高了宗族整体道德素质。清康熙癸巳年（1713），忠贞祠修葺一新，郑梅涧在师山祠修葺14年后出生，身逢其盛，必然受到忠贞祠正俗教化、继美扬善的教育和激励作用。

忠贞祠经过500余年风雨的洗刷侵蚀，时移势易，其倡导忠贞、孝仪、济美、扬善的宗旨，对国人仍可产生民族认同感和凝聚力，仍是当今中华民族优秀传统文化需要弘扬的主题。

6. 令君庙

令君庙是奉敕而建，供祀郑梅涧的十世祖郑安，对郑梅涧的立身树德也起到了导向作用。

（1）立庙的资质

庙不仅是祭祀神佛的地方，在古代还有祭祀祖宗和历代贤哲的庙宇，这些庙宇的建立有着严格的规章制度。古代建庙宇有两个条件，《礼记·王制》载："天子七庙，三昭三穆，与大祖之庙而七。诸侯五庙，二昭二穆，与大祖之庙而五。大夫三庙，一昭一穆，与大祖之庙而三。士一庙。庶人祭于寝。"由此可知，立庙所祭祀的对象为士大夫以上的官爵，且功绩彪炳或贤哲的官员。古代士大夫以上的官员殁后，立庙需相关官员上报，皇帝颁布圣旨批准。庶民百姓不可立庙。

（2）庙的作用

皇帝的宗庙，是国家权力的象征。士大夫以上官员的家庙，除供家族后人供奉祭祀外，对家族家风和家族后人的立身树德，也起到了导向作用。

（3）令君庙考

令君庙，是为供祀郑梅涧的十世祖郑安的家庙。

清·郑锡候《郑村人物类略》、民国版《歙县志》、2005 年版《歙县志》三种文献，记载了郑安的生平史迹：郑安因官至歙县县尹而入士。元代官军平叛，欲屠歙县（亦为徽州府城）、休宁县诸城，郑安力陈，言动官军主帅，全活新安郡民，有"全城"之功。郑安在为官歙县县尹期间，政绩卓然，鞠躬尽瘁，卒于任上。朝廷基于民愿，按制敕建令君庙以祀之。相关文献如下。

《郑村人物类略》记载郑安的功德、官职、朝廷敕建庙号名，及家庙的移建地址："十世安，字子宁，号虬轩，行百十九，元初，以'全城功'授歙县令，奉敕建令君庙于憩棠庵，即今施水庵，后移建本里为令君祠，崇祀乡贤。"

民国版《歙县志》记载了郑安"全城功"的细节及其五子之名："郑安，字子宁……安为歙令，末明年而邑治……子五：昌龄、斗龄、千龄、椿龄、岳龄。"

2005 年版《歙县志》载："郑安，字子宁，郑村人。……任歙县县尹，就职尚未一年，县境安定如初。三年秩满，民诣府请留任。事闻于朝，得旨留任，改赐铜章，授从仕郎，歙县县尹。卒于任上。民思其惠，请立庙祀，号'郑令君'。"

建自元代的令君庙，历经 600 余年，在郑梅涧的生存年代仍保存完好，后毁于"文革"。

7. 忠烈祠坊

忠烈祠坊位于郑梅涧家宅东边约800米，共有三坊：忠烈祠坊、直秘阁坊、司农卿坊。三坊建于1510年，清康熙三十二年（1693）重修。三坊并列矗立，气宇不凡，现为安徽省重点文物保护单位。

忠烈祠坊是表彰忠贞为国的西溪汪氏远祖汪华而建，"司农卿坊"为旌表宋司农少卿汪叔詹而立，"直秘阁坊"为旌表宋直秘阁学士汪若海而立。

忠烈祠坊的"忠贞为国"内涵，对郑梅涧当亦产生激励作用。

综上所述，在郑梅涧家宅周边的地表建筑，立体化展现了徽文化的物质文明；其深厚的内涵，实证化彰显了徽文化的精神文明。歙县和郑村因历史文化的辉煌，曾经是理学、朴学研究的"硅谷"，分别被国务院授予"国家历史文化名城"和"中国历史文化名村"。郑梅涧生活的"徽州"—"歙县"—"郑村"—"贞白里、南园"，有着与之相应的国家级文化地理名片："徽文化"—"名城"—"名村"—"敕命、徽民居"。底蕴深厚的历史建筑文化，是国家级认证的中华民族优秀文化符号，徽文化的沃土，造就了新安名医。

（三）家庭背景

笔者主要从家族和家庭两个层面，探析郑梅涧的家族教育、经济、家风状况，以立体化还原环境因素对郑梅涧成才的影响。

1. 家宅南园

郑梅涧家宅位于贞白里内，家宅由郑梅涧父亲郑于丰所建，并命名曰"南园"。

（1）宅名内涵

宅名"南园"，采自唐朝大诗人李白所作《思边》的佳句"南园绿草飞蝴蝶"。南园内的建筑"飞绿草堂"，其命名亦源于李白的《思边》。李白生于大漠，死后葬于皖南，对古徽州情有独钟，他一生有1/3的诗篇在歌颂古徽州。李白诗曰："去年何时君别妾，南园绿草飞蝴蝶。今岁何时妾忆君，西山白雪暗秦云。玉关去此三千里，欲寄音书那可闻。"这是一首写商妇的爱情和离别的诗。诗以商妇的自白，用缠绵婉转的笔调，抒写了她对远出经商夫君真挚的爱和深深的思念。郑氏家族融儒、商、官、医于一体，夫妇常因行商、行医分离，郑于丰引李白《思边》佳句为宅名，喻家庭成员间真挚的爱和深深的思念。

（2）建筑概况

南园是私家园林与住宅合一的徽派建筑，占地总面积为 3552 平方米。

中国古代建筑以"园"命名者，多由厅堂、楼、台、亭、榭、廊、阁、轩、花园等建筑单元构成。南园的建筑单元有大门、正厅、小厅、楼、轩、书房、轿房（医生出诊放轿处）、厨房、园林构成。

南园园内的"厅"分正厅和小厅。《郑村志》载，小厅为郑氏南园喉科历代"医生的接诊处，挂有'尚德引年'匾一块"。

南园园内的"楼"有两幢，为三层多栋砖木结构，由徽派建筑特色马头墙分割而相对独立，供居住用。清代宅楼多为两层单体建筑的叠摞，三层多栋砖木结构楼房在清朝徽派建筑中鲜见。

"南园"园内西部有一大园，园内有石榴树、罗汉松、鱼池、牡丹花台，园内一角有方竹林，方竹为观赏竹中的珍稀精品，其节方杆直，亭亭玉立，彰显南园主人高风亮节、清白儒雅的情操。大园内依景致分为三个小园，各自虽可独立，但又浑然一体，是不可多得的私家园林。

南园喉科还自建有中药房。《郑村志》载："南园喉科的药房名为'养真堂'，位于郑村街。"据郑梅涧裔孙、国家首批名老中医郑景岐所述，南园西部的园内土地，按传统方法保存有"鲜生地"等鲜药，南园的"廊"通风干燥凉爽，是家庭制作西瓜霜时悬挂西瓜的最佳场所。

在郑梅涧生存的年代，南园旁邻的著名古名居还有郑梅涧叔父郑于蕃的家宅"西园",南园与西园紧邻而建。

20 世纪 60 年代,南园先后被征作"农中"和"卫校"。其中一幢三层多栋砖木结构楼房,因教师不慎而遭火灾烧毁。"飞绿草堂"在"文革"前被拆。郑梅涧诊厅毁于"文革"。

2. 家族背景

回眸郑氏喉科的发展历史,显现出国与家、家与医,同盛衰、共命运的特征。

在家族层面,从家族发展历史沿革分析,郑氏家族自北宋初年迁居郑村,700 年的历史发展空间,渐至成为儒、商、官、医四位一体的徽邑显族。作为徽商之一的郑氏家族商业,在"康乾盛世"处于辉煌的巅峰时期;郑氏医学服务乡里,传至郑梅涧已经第七代;儒、商、官、医四位一体,良性发展,相辅相成。徽文化熏陶,家风的奋勉,雄厚经济实力的支撑,是家族层面发展历史时段的特征。

(1)商

郑梅涧先辈以商业为家庭主要经济来源,经历了清朝"康乾盛世"的良性发展,家庭经商处于鼎盛时期,实力雄厚。《郑村人物类略》记载郑梅涧的祖父郑以相"创业江西,家日益起"。郑梅涧后裔家藏"阄书"显示,仅在武汉一地,郑氏就有半条街的店铺经营茶叶、桐油等徽州土特产,当地有"郑半街"之称。《郑村人物类略》记载家庭的商业触角远达浙江宁波。

雄厚的经济实力,使郑梅涧的父辈能建造"南园""西园",以及"重修师山书院"(《郑村志》载,郑梅涧时年 32 岁),建桥修路,荒年购米数百吨以平市粜。

(2)儒

新安有"东南邹鲁"之誉,徽商重礼教、倡文化,"贾而好儒",提倡读书。加之郑氏家族的杰出先贤郑玉是著名的理学家、教育家，师山书院为郑氏家族培育了一大批"修身、齐家、治国、平天下"的学子，其优秀者被选拔到清代最高学府国子监深造。从郑景岐《郑氏家谱》可知：郑梅涧和其二兄郑宏勳，均为清代最高学府"国子监"的"太学生"，学识渊博，学风严谨。

源于北宋的程朱理学，是儒学的一个重要发展阶段，也是徽州正统的学术思想。元末迄明，是新安理学发展史上最丰富灿烂的时期，郑梅涧先祖郑玉是这一时期的主要代表人物，郑玉及其"师山学派"的学术思想影响到明清二代，意义深远。清代，在距郑梅涧家宅1公里的不疏园，江门七子又建树了以考证见长的皖派朴学。元明迄清末，郑村在新安理学史上的地位举足轻重。

郑梅涧生活在新安理学的学术中心，深受其文化学术氛围熏陶，郑梅涧《重楼玉钥》《箑余医语》求实切理的内容、朴实无华的文风，体现了郑梅涧受新安理学影响的学术风格。

（3）官

师山书院培育了包括郑梅涧父兄在内的济世俊杰。《郑村人物类略》及郑景岐《郑氏家谱》记载，郑梅涧祖父郑以相敕封"儒林郎""州同知"。父亲郑于丰"克襄王事""诰受儒林郎"，候选"州同知"。

《歙县志》还记载了郑梅涧叔父郑于蕃为"翰林院编修"，郑梅涧堂兄郑宏谟（郑于蕃之子）为"太学生""朝议大夫""翰林院编修"。郑宏谟之子郑燨，为乾隆丁丑年（1757）进士、"翰林院编修"，掌"山西道监察御史""云南大考官"，他们参与地方政府管埋和国家朝政，也扩大了郑梅涧的视野。

国家层面的太平盛世，家族层面的商儒官医四位一体，良性发展，相辅相成，为郑梅涧成为著名医家，奠定了重要的基础。

3. 徽脉家风

家是医家成长的第一空间，这个空间的生活方式和文化氛围形成家风，是最基本、最直接、全方位的医家成长影响因子，是塑造医家成才的无形力量。

郑梅涧童年、少年、青年时代，在郑村受到良好的教育和家风的熏陶，家风对郑梅涧的修身立德，起到了导向和奋勉作用。郑梅涧的人格、道德、志趣形成，深深烙有郑氏家风的印记。

影响郑梅涧成长的家族家风，其形成与传承历经了建树、升华、敕名、弘扬4个阶段：①郑梅涧家族里居的初始名为"善福里"，建树了以"善"为主体，以扬善造福乡里为己任的善福家风。②先祖郑安、郑千龄、郑玉祖孙三代忠贞报国、清白做人，使家风由造福乡里升华到报效国家层面。③朝廷评议郑梅涧先祖功德，敕郑氏里居"善福里"易名为"贞白里"，旨在整体旌表家族家风，由是，"贞白"家风得到朝廷的认证和敕名。④郑梅涧父辈克绍箕裘，弘扬"善""贞""白"为主题的家风，言传身教，使郑梅涧耳闻目濡，深受启迪，践行家风，发扬光大，成为德艺双馨的新安著名医家。

（1）家族源流

郑梅涧的家族是歙邑望族，郑氏家族由中华文明发源地的中原地区，南迁至歙县郑村。根据郑氏谱牒及《郑村志》记载，郑村郑姓源于河南荥阳，郑姓始祖桓公为郑国侯。郑姓八十五世再能公的三子球公，字信，号念三，他依中国传统风水文化选郑村为居住地。据《郑村志》记载，郑村村居坐北朝南，背山面水：村北近倚小龙山，远倚举世闻名的黄山；村南"天门"开阔，发源黄山的丰乐河水"玉带环腰"般流经村南；是中华传统风水文化所说的朱雀、玄武、青龙、白虎四象俱备的风水宝地。郑村地理得天独厚，故郑梅涧的先祖球公于北宋初年（960）选址郑村定居，里居名为"善福里"。

郑球为郑村郑氏一世始祖，郑梅涧为郑村郑氏 26 世祖。郑梅涧的先辈在古徽州创造的器物文明和学术成就，为徽文化的形成和发展做出了贡献。

（2）善福乡里

里名，是命名者对居民风气的期冀与导向，是居住单元文化氛围的特征性符号，是宗族向族人倡导家族家风，向世人昭示家族家风的"关键词"。

郑梅涧先辈定居郑村，聚族而居。始祖球公将所居的里名定为"善福里"，昭示郑氏族人应以扬善造福乡里为己任。从谱牒、志书可知，郑梅涧的先辈做了大量造福乡里的善事，如出资修桥、铺路、赈灾、解厄等。

郑氏家族在郑村定居后，建树了以"善"为主题的家族家风。倡行"行善造福乡里"的郑氏家风，在郑梅涧的生活圈形成了具有特质的文化氛围，是郑梅涧择业成才重要的影响因子。

（3）贞白报国

古徽州尊儒重教，为国家培养和输送了大批优秀人才。郑梅涧先祖郑安（郑村郑氏第十世祖）、郑千龄（第十一世祖），郑玉、郑琏（第十二世祖）祖孙三代四人，将始祖倡行以"行善造福乡里"的家风，升华为忠贞报国、清白做人的家风，并先后受到朝廷五次旌表，这在中国历史上是鲜见的。

郑安生平史迹已见"令君庙"一节，郑千龄、郑玉、郑琏的生平史迹如下：

根据《郑村人物类略》、明·弘治《徽州府志》和民国版《歙县志》记载，郑千龄，字耆卿，号西畴，谥贞白，是郑村郑氏十一世祖。官至祁门最高主政官员"祁门县尹"。郑千龄为官"多惠政"（《郑村人物类略》），"操守廉介"（明·弘治《徽州府志》）。1331 年为官退休返回家乡时"以疾卒于杭州传舍，身无遗物，唯布被破靴而已。其友王仁源为贷钱具棺衾以殓"（民国版《歙县志》）。1332年，黎民百姓追思郑千龄惠政而德之，学者谥号郑千龄为"贞白先生"。

郑玉（1298—1358）是郑村郑氏十二世祖，字"子美"，号"师山"，谥"文贞"。郑玉是著名教育家、文学家，新安理学代表人物，主要著作有《师山先生文集》八卷、《春秋阙疑》四十五卷、《程朱易契》《周易纂注》《济美录》四卷。郑玉的著作入选《四库全书》，纪晓岚为之著《内容提要》。二十四史之《元史》有郑玉传。

现存《郑村人物类略》、2005年版《歙县志》《郑玉在青少年时期著作与交游年表》《郑村志》等五种文献，记载了郑玉的生平史迹。《郑村人物类略》载："十二世玉，字子美，行仲十四，号师山，谥文贞。与门人鲍元康等构师山书院，以授生徒。元至正十四年（1354），朝廷以翰林国史院待制，遣使赐御酒、名师浮海征之（朝廷颁发圣旨征聘，见于郑玉《师山集》附录《宣命》），辞不起……明万历八年庚辰奉旨淘汰天下书院，仅存四十有六，余皆更名祠宇庵堂。徽郡存书院者有三，歙存朱文公紫阳书院、郑文贞公师山书院，婺源存明经书院。嘉靖御旨：'查得师山郑子，课徒百人，皆为先宪，著书万年言，可垂后范，堪与紫阳并存，永不朽也。'"

《郑村人物类略》记载"谥文贞"，是朝廷对郑玉一生做的高度概括性评价。

朝廷谥号不仅具有特定的含义，而且具有特定的等次。《逸周书·谥法解》解释谥号的内涵："谥者，行之迹也。号者，功之表也。"朝廷谥号中，文官以"文"为第一字的最高褒奖性谥号，第二字是按不同的等级选取，等级最高的是"文正"，其次是"文贞"，正、贞之后，依次与"文"搭配的字为成、忠、端等31种。《逸周书·谥法解》释"贞"曰："清白守节曰'贞'，行清白执志固；大虑克就曰'贞'，能大虑非正而何；不隐无屈曰'贞'，坦然无私。"由上可知，在众多的谥号之中，'文贞'居第二位。郑玉殁后，朝廷谥号郑玉为"文贞"，对郑玉一生给予了极高的评价。

通过谱牒、志书等文献可知，郑梅涧家族先贤郑安、郑千龄（贞白先生）、郑玉（师山先生），忠贞报国、清白做人，被奉尊为族人的风范。他们将郑氏家族"行善造福乡里"为主题的家族家风升华为"忠贞报国"的家风。由是，不仅丰富了家风的内容，家风内涵的境界也由"乡里"层面升华到"国家"层面。

（4）敕名家风

郑梅涧先祖郑千龄父子三代史迹的核心内容，是忠贞报国、清白做人，形成了以"贞白"为主题的家风。

"贞白"家风的命名，初则源自学者和黎民百姓对郑千龄为官"忠贞报国、清白做人"的口碑，清·郑锡候《郑村人物类略》谓之为"士民私谥曰'贞白'"，进而得到朝廷决议首肯；皇帝颁布圣旨，将郑村郑氏家族居住区敕名为"贞白里"。皇家敕命旌表的不是个人，而是敕命易名郑氏家族的里居名称，旨在向世人昭示该家族家风的"贞白"。

《郑村志》记载："清康熙年间，郑澹成纂集《贞白家风录》。"郑氏族人郑澹成以敕命"贞白"命名《家风录》，是郑氏家族珍视朝廷敕名家风的书证，说明数百年来，忠贞报国、清白做人是郑氏家风的主题。

（5）父辈承传

郑梅涧的曾祖郑士寰、祖父郑以相、父亲郑于丰、叔叔郑于蕃，承传以"善""贞白"为主题的家风，对郑梅涧成为一代仁匠，起到了重要的导向作用。

曾祖郑士寰，醇厚精明，通经史，善书法，工诗。有出赀买籴济众、罄金七斗救人之大德。《郑村人物类略》书证如下："二十三世士寰，字名区，秉质醇厚精明，通经史，善书法，工诗。壮岁挟策豫章①，言行交孚②，遇事过人……配吴氏……连举三子：以燦、以显、以相。顺治戊子（1648），金王二寇煽乱，米贵如珠，出赀买籴，周济甚众；及城陷，混行杀戮，续命者必以斗金得免，复罄所有，力救同乡者七人。"

祖父郑以相，生平济人之急，极人之艰。《郑村人物类略》记载郑以相的生平史迹："二十四世文相，名以相，字为左，号长虹。创业江西，家日益起。醇厚素性，凡历所至，群贤乐于交游。生平济人之急，极人之艰，朋友殁无归所者，厚葬之。慈祥恺恻，虽厮僕亦加体恤。康熙辛卯年，同乡吴姓舟次南丰，病故，舟人利其所有，席卷而逃。文相闻之，急请邑侯捕获而千金毋失，归于其家。二兄以显无出，中年患目失明，奉之保之，友爱尤笃，以次子于蕃出继为其后。康熙三十一年（1692），举'乡饮宾'；以子于丰，克襄王事，敕封儒林郎、州同知；康熙壬寅年（1722），覃恩赐粟帛，享年八十有四。"文中"乡饮宾"是由州县遴选，报总督、巡抚批准，名册送礼部备案，协助地方官推行教化的年高有声望的士绅。郑梅涧的祖父入选州县"乡饮宾"，说明其道德品质高尚，是所属州县的表率，且对子孙教育有方。又，文中敕封的"儒林郎"为六品官。

叔父郑于蕃，《郑村人物类略》载其生平史迹："二十五世循同，名于蕃，字崧屏，号仰山。诰授'州同知'。"

父亲郑于丰（1692—1767），有"嗽呃父痈""荒年购米数百吨，以平市籴""赍③金驰救宁波洪灾""修郑村达棠樾路""重修师山书院"五大德，

---

① 挟策：勤奋读书。豫章亦作"豫樟"，比喻栋梁之材，有才能的人。挟策豫章：为成为栋梁之材而勤奋读书，语出典故"挟策读书""挟策亡羊"。

② 交孚：交，接合。孚，信用。言行交孚，谓言行一致。

③ 赍：赐予，给予。

说明其孝敬父辈、重视教育、善福乡里且远达沿海。书证如下。

郑景岐手写本《郑氏家谱》载：郑于丰"诰受儒林郎"。《郑村人物类略》载："二十五世循告，生于'盱丰'，因名于丰，字绥年，号讱斋，赋信诚实，浑然端厚。事父母孝，父尝患痈，药治不疗，且嗽且吮，痈溃寻渝。邑里岁歉，米价腾踊，购为数千斛，以平市粜。偕弟于蕃重修师山书院，轮奂一新。长子宏泽有事于明州，时江水泛溢，暴露之棺为水摧荡，或在沙渚，或没泥淖中，不可计数，具信以闻，于丰亟命人赍金驰往，悉为市地而痤之，其他利物，济人甚普。候选州同知。寿终七十有六。"文中"明州"为今浙江省宁波市，赍金驰救宁波洪灾，说明郑氏"善福乡里"的家风，已福泽远达沿海的宁波。

《歙县志·卷十·方技门》载："郑于丰，字绥年，郑村人。父患痈，丰口吮秽浊，毒尽痈愈。旧有师山书院已倾圮，丰偕弟于蕃鸠工新之。乾隆辛未，郡饥，米价腾踊，丰购米数千斛以平市粜，全活甚众。又修村后达棠樾路，行人德之。"文中"棠樾"为今国家 5A 级风景区歙县"棠樾牌坊群"所在地。

殆至清末民初，以郑氏族人为主要生源的师山小学，仍以"贞白"为校训，校歌亦弘扬"贞白"精神。《郑村志》云："清末民国初年，郑村师山小学的校训为'贞白'二字。校徽为圆形有外环为校名，内环为校训'贞白'。校歌亦弘扬'贞白'精神：'立志贵坚贞，持躬贵洁白……守贞守白终其身，造就完美之人格'。"

综上所述，由郑梅涧家族家风从"善福乡里"，到"忠贞报国""清白做人"，再到"一腔浑是活人心"的郑氏喉科医风，郑氏家族家风医风经历了由"善"到"贞白"再到"仁"，家风内涵的境界由乡里层面到国家层面的升华历程。善贞白之家风历传 800 年，是郑梅涧成为一代名医的重要环境影响因素。

（四）社会需求

在郑梅涧生活时代，危及中华民族生存的重大疫病为疫病白喉和痘疹（天花），临床死亡率居前的危急重症为咽喉口齿的温热病。

郑梅涧毕生围绕危及中华民族生存的重大疫病和危急重症，开展临床实践和学术攻关，取得了丰硕的成果，其临床经验和学术思想，对当今的疫病防治和感染性热病的治疗，仍具有重大的指导意义。

1. 疫病白喉的流行

（1）流行情况

白喉是一种烈性传染病，《重楼玉钥》卷上首次报告白喉在我国初次流行时间为 1775 年之后，说明白喉是新近发生的疫病，具有传染性；记载白喉的主症、易感人群和疾病预后，指出："喉间起白如腐一症，其害甚速。乾隆四十年（1775）前无是症，即有亦少。自二十年来，患此者甚多，唯小儿尤甚，且多传染。"

据李庆坪对白喉流行状况研究，白喉"每次相隔都是七八年左右"的流行周期。1774 年至 1902 年的 100 多年间，我国先后发生了 4 次白喉大流行。

我国将白喉列为乙类传染病。传染病的病原携带者在诊断后，限于 24 小时内上报国家卫生防疫机构。

（2）死亡率

国外死亡率：根据世界卫生组织 2006 年的报告："19 世纪 90 年代使用抗毒素治疗之前，一些白喉暴发的病死率达到或超过 50%。""在 19 世纪 80 年代欧洲和美国白喉大流行期间，一些地区的病死率达 50%。"世界卫生组织的报告用"摧毁"形容白喉在欧洲流行的严重程度："在第二次世界大战期间，白喉流行也摧毁了欧洲。""虽然抗毒素、气管造口术和现代加强的保健设施使工业化国家偶尔发生白喉时的白喉病死率明显降低，但许多发展中国家的白喉致死率仍很高。""甚至在近几年，地方性流行区报告的病死率超过 10%。"

白喉的易感人群为儿童，新近成年人的发病率呈上升趋势。世界卫生组织的报告指出："白喉在历史上是令人非常恐惧的儿童期疾病之一，其特点是破坏性暴发……最近非洲、亚洲、欧洲和南美洲暴发的特点是成人病例百分比较高。在 1990～1997 年，白喉流行造成苏联出现 157000 例病例，38%～82% 为成人。"

国内死亡率：清代缺少白喉死亡率的数据，据《重楼玉钥续编·论白腐证》记载："染是疾者甚多，每为误治而夭者，不知凡几。"故清代在没有使用养阴清肺汤治疗白喉的地区，白喉致死率当接近世界卫生组织报告的 50%，可以想见白喉大流行时苍生沦丧、横夭莫救的惨烈情景。我国在 1774 年至 1902 年的 100 多年间，先后发生了 4 次白喉大流行，中华民族之所以没有受到像欧洲一样"摧毁"性打击，当与中医药的治疗、《重楼玉钥》的大量刊行和养阴清肺汤的广泛流传应用有关。

新中国成立后实施白喉类毒素接种，尤其是 1978 年我国开始实施计划免疫以后，白喉发病率大幅度下降，"流行范围逐步缩小，1997 年仅有 20 多个县报告白喉病例；但目前病死率相对较高，在 10% 以上……成人白喉发病增多"。

2. 喉风的高发

喉风是中医喉科咽喉口齿急性温热病的总称。喉风起病急，传变迅速，常常在短期即危及患者生命，故有"走马看咽喉"之说。

在郑梅涧父辈的生活年代，喉风是高发和危重疾病。郑梅涧之子郑枢扶《重楼玉钥续编·自叙》有云："先大父讱斋公当贾旴丰时，会闽人黄明生先生，异授喉科，治验如神，活人甚多，心窃慕焉。因思利济于人，是科为最，计与商之，而先生不可。"文中"利济于人，是科为最"，说明中医喉科疾病是当时危及中华民族生存的主要病种。

再从清代乾隆以降，各种中医喉科专著大量梓行，干祖望教授形容为"洛阳纸贵"的情况分析，中医喉科咽喉诸风病症的发病率和病死率当位居各科前列。

二、生平纪略

郑宏纲，字纪原，号梅涧，别号雪萼山人；生于清雍正五年（1727），殁于乾隆五十二年（1787）；安徽省歙县郑村人。郑梅涧出身于儒、商、官、医四位一体的家庭，是"新安医学郑氏喉科学术流派"的"代表性医家"，位跻新安医学"十大医家"之列。

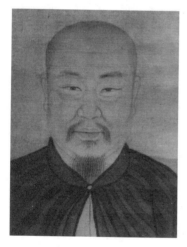

图 1. 郑梅涧画像

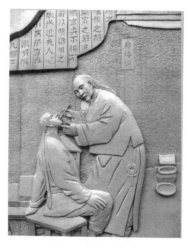

图 2. 郑梅涧石雕像
（位于安徽中医药大学东区内）

（一）籍贯考辨

郑梅涧以《重楼玉钥》一书而名播海内，由于外传的《重楼玉钥》未题署作者里籍，《重楼玉钥·原叙》亦脱署名，故外界不知郑梅涧里籍。如道光十八年（1838），津门冯相芬得阅《重楼玉钥》抄本，亟欲付之剞劂，其在《重楼玉钥·冯序》中云："原序不系姓氏，谓作者为郑梅涧先生，亦不知何许人。"

殆至1980年，当代著名中医学家、中医教育家任应秋（1914—1984）编著的全国高等医药院校试用教材《中医各家学说》仍云："郑梅涧，里籍不详。"

1937年，石国柱等修、许承尧纂《歙县志》记载郑梅涧为歙县"郑村人""著《重楼玉钥》行世"。《歙县志·卷十·方技门》云："郑于丰，字绥年，郑村人……子宏纲，字梅涧，习喉医益精，救危起死，求治者踵门，人称'南园喉科'，著《重楼玉钥》行世。"

（二）生卒年考

郑氏家族谱牒准确记录了郑梅涧的生卒年代。郑梅涧嫡传后学，国家首批名老中医郑景岐手抄本《郑氏瞻麓堂（南园）世系族谱》记载："梅涧公……生于雍正丁未年又三月十五日酉时，殁于乾隆丁未年四月二十二日午时（1727—1787）。"

（三）名字号考

1. 名字号研究的意义

名字号是中国称谓文化的重要组成部分，通过名、字、号、别号的意蕴分析，可为郑梅涧学术研究和医德医风研究提供有益的参考信息。

名与字：人的名和字，是中国古代正统称谓。"名"是人名；"字"是根据人名的字义而另取的别名，是名的解释和补充，与"名"相表里，所谓"表字"。名、字系父辈所取，反映父母或长辈的期望。分析名字的意蕴，可以了解郑梅涧所处的时代特征，窥测父辈的道德品格和价值取向。

号与别号，是中国古代非正统称谓。"号"是郑梅涧本人所起，不像姓名、表字那样要受家族、宗法、礼仪以及行辈的限制，可以自由地抒发郑梅涧的终生志向和情趣。号的文字内涵多具有时代印记、抒情色彩和深刻的寓意，蕴含使用者的理想追求、命运际遇、价值观念。因此，分析"号"的字义内涵，具有直观了解郑梅涧的学术价值。

"别号"，是名、字、号以外的一种补充。多数学者认为：别号是他人所起，并得到公认，往往是同时代的社会群体对使用者性格特征、价值观念的写照与评价。分析"别号"的字义内涵，可以直观了解社会群体对郑梅涧的评价。

2. 名、字、号考

学术界对郑梅涧的名字号多有误述。如民国·石国柱等修、许承尧纂《歙县志·卷十·方技门》将郑宏纲，号梅涧，误作"字梅涧"。郑景岐手抄本《郑氏瞻麓堂（南园）世系族谱》载有郑梅涧的名字号，具有权威性和可信性。该谱牒记载："梅涧公，讳宏纲，字纪原，号梅涧，别号雪萼山人，于丰公之第五子。太学生。"

谱牒信息提示有三：其一，《郑氏瞻麓堂（南园）世系族谱》首称"梅涧公"，说明郑梅涧以号行；其二，准确记载郑梅涧名宏纲，字纪原，号梅涧，别号雪萼山人；其三，清代的"太学生"是在最高学府太学（国子监）就读的生员，说明郑梅涧受到良好的国学教育。

3. 名、字的意蕴分析

郑梅涧，名宏纲，字纪原。"宏"为郑梅涧的"辈分字"。从郑景岐手抄本《郑氏瞻麓堂（南园）世系族谱》可知，郑于丰有五子，其名讳分别为宏泽、宏勳、宏绂①、宏济、宏纲，郑梅涧行五。

---

① 绂：fú，古代系印纽的丝绳，亦指官印。

"纲"，是维持社会正常秩序的必不可少的行为规范；"纪"，法度、纪律。《汉书·礼乐志》谓纲纪的功用："夫立君臣，等上下，使纲纪有序，六亲和睦。""原"，最初、开始。从名字称谓文化的字义内涵理解，"纲""纪原"的意思为：纲纪是社会安定，六亲和睦的本源。郑梅涧出生于官商儒医一体的家庭，其名字的命名，符合郑梅涧所处的时代特征，反映了郑梅涧父辈的道德品格和价值取向。

"纲""纪原"，另见于明·李时珍《本草纲目·凡例》："药有数名，今古不同。但标正名为纲，余皆附于释名之下，正始也。仍注各本草名目，纪原也。"父辈给郑梅涧命名的意义是否有中医学的元素，尚待考。

4.号、别号的意蕴分析

郑宏纲自号"梅涧"，后世以号行。古代称谓文化中，称"号"是对人的尊重和敬仰，向福贞研究认为："凡是号流传下来的人，都是有突出贡献的人……一个人的号如果也能被众人和后世传称，说明这个人得到了当代及后代人的爱戴。"如方成培在《重楼玉钥·原叙》中以"号"称郑梅涧："吾乡郑梅涧先生，性好岐黄家言。"

（1）"梅涧"的意蕴

"梅"，隐逸淡泊，坚贞自守，蕴含的道德精神与人格价值，是古代传统文化熏陶下的学者士人理想人格模式，因而深为郑梅涧所珍视。

"涧"，汉·许慎《说文》曰："涧，山夹水也。"涧蕴涵山水，其水清澈洁净。中国传统文化认为：水土的不同性质，决定人的体质、容貌、性情、道德。《管子·水地篇》曰："地者，万物之本原，诸生之根菀也，美恶贤不肖愚俊之所产也。""水者何也？万物之本原也，诸生之宗室也，美恶贤不肖愚俊之所产也。"意即污浊的水使人愚笨，清凉的水使人正直。

梅香蕴浸山涧，使梅涧之水更为清澈洁净。按中国传统文化观点，梅涧之人，美贤肖俊正直。故自号体现了郑梅涧在道德精神人格层面，对正直美贤肖俊的追求与恪守。

（2）"雪萼山人"意蕴

"萼"，是在花瓣下部的一圈叶状绿色小片。"雪萼"，指雪花，亦借指白花。宋·孙光宪《望梅花》词："数枝开与短墙平，见雪萼、红跗相映。""山人"是古代学者士人的雅号。别号"雪萼山人"，或可说明同时代社会评价郑梅涧是洁白无瑕的学者士人。

郑梅涧的别号是自号，还是别人所号，尚待考。家藏有郑梅涧手书《南曲·绵搭絮》，其内容为："管个甚桑田沧海，水浅蓬莱。既有恁云霞根蒂，又何嫌土木形骸。冬尽春随斗柄回，弹指惊伊雪萼开。月色同筛，妙明一样白。"此曲的时间节点在冬去春回的正月，"雪萼"之"白花"，有雪花和白梅花两解；从郑梅涧的"号"（梅涧）分析，"雪萼"为白梅花更为妥帖。古诗有"长松筛月"之句，其意境为皓月当空时，郁郁葱葱的松下银斑万点。此曲"雪萼开，月色同筛"描写开放的白梅花与洁白的月色互筛，地空银斑万点，晶莹无瑕。郑梅涧手书《南曲·绵搭絮》中"雪萼"的意蕴，及其与郑梅涧别号的关联度，有待进一步研究。

（四）大事年表

大事年表，以郑梅涧生平为主题，将与之相关的较大事件按年代排序。

北宋建隆元年（960）

郑梅涧家族一世祖迁居郑村，居住区名曰"善福里"，倡导以"善"为主题的家族家风。

元至元元年（1264）

郑安，以"全城功"授歙县令，奉勅建"令君庙"。

元至元二年（1265）

郑千龄诞生（殁于1331年）。

元大德二年（1298）

著名教育家、文学家，新安理学代表人物郑玉诞生（殁于 1358 年）。

元延祐四年（1317）

郑璋诞生（殁于 1360 年）。

元至顺三年（1332）

朝廷评议郑千龄祖孙三代的惠政、清廉事迹，颁旨改千龄所居名"善福里"为"贞白里"，以整体旌表郑氏家族。"贞白"即忠贞报国、清白做人。

元至顺四年（1333）

元廷有司根据敕命，在郑氏家族居住区的胡同口建造"贞白里"门坊。郑梅涧家先辈的家族家风由"善泽乡里"，升华到"忠贞报国"，并得到元廷认证。现为安徽省重点文物保护单位。

元至正元年至明洪武元年（1341 ～ 1368）

郑玉在郑村创建师山书院，师山书院成为新安理学的学术研究中心，郑玉及其弟子"师山学派"的学术思想，"影响到明清二代，意义深远"。

元至正十五年（1355）

郑玉修《石谱》（即族谱），并为序。

明洪武十二年（1379）

明太祖根据师山书院的业绩，诏赐师山书院"人文师表"匾额。

明成化二年（1466）

为纪念郑梅涧家先辈、教育家、文学家郑玉，始建郑氏宗祠（师山祠），现为国家级重点文物保护单位。

明嘉靖元年（1522）

郑氏医学开山传人郑赤山"精研岐黄"，青囊济世。

明万历四十三年（1615）

建忠贞祠前"奕世忠贞"石坊，砥砺族人要世世代代忠贞报国，现为国家级重点文物保护单位。

明天启三年（1623）

约在明天启三年（1623）前后，郑梅涧的曾祖父郑士寰诞生。《郑村人物类略》载郑梅涧的曾祖父："郑士寰，醇厚精明，通经史，善书法，工诗。"《歙县志》载郑士寰有辞妾归原许之夫、顺治戊子年（1648）出粜买籴济众、罄金七斗救人之三大德。

明崇祯十六年（1643）

郑梅涧祖父郑以相诞生（1726年殁）。1692年举"乡饮宾"。授"州司马"。

清康熙年间（约1662～1673）

郑澹成在康熙年间纂集《贞白家风录》。郑澹成，字希玄，号雪痕（？—1673），为著名画家郑旼之父。

清康熙五年（1666）

郑氏宗祠大修。

清康熙五十年（1711）

郑梅涧父亲郑于丰（时年20岁）、叔叔郑于蕃（时年18岁）得黄明生授喉科。1713年，郑于蕃以事告归。郑于丰旋里，命子侄辈究心继承。郑于丰、郑于蕃为新安医学郑氏喉科第一代传人。

清康熙五十二年（1713）

郑梅涧的祖祠郑氏宗祠重修。

清雍正五年（1727）

郑梅涧诞生，行五，父亲36岁。

清雍正十三年（1735）

郑梅涧契友方成培诞生。方成培是我国杰出曲艺家、中医学家和篆刻家。中国古典十大悲剧之一的方本《雷峰塔》（白蛇传），奠定了方成培杰出曲艺家的学术地位。

清乾隆十七年至二十三年（1752 ～ 1758）

江永在不疏园书院课徒并著书治学，历时七年。"一代通儒"程易田、"前清学者第一人"戴震均为江永弟子。不疏园距郑梅涧家宅不足千米，成为皖派朴学学术中心。郑梅涧时年 25 ～ 32 岁。

清乾隆二十年（1755）

郑梅涧家宅的里门"贞白里坊"再度修葺，郑梅涧时年 28 岁。

清乾隆二十二年（1757）

郑梅涧堂兄郑承源，字燨，乾隆丁丑（1757）科进士，历任翰林院编修，掌山西道监察御史、云南大考官。

清乾隆二十四年（1759）

郑于丰为提高宗族教育的水平和宗族人才的文化素质，"偕弟于蕃重修师山书院，轮奂一新"，郑梅涧时年 32 岁。

清乾隆二十七年（1762）

郑梅涧契友方成培完成《听弈轩小稿》三卷，程埙序刊本。

清乾隆三十三年（1768）

《重楼玉钥》成书（郑梅涧 41 岁）。契友和学术传人方成培作序并在书中加有按语。郑枢扶在 1792 年至 1795 年间亦加有按语。

清乾隆四十年（1775）

《重楼玉钥》首次报告白喉在我国初次流行。

清乾隆四十四年（1779）

方成培善价购得蒲东方士师成子所著《灵药秘方》，并为之作序，考订方剂的剂量。郑梅涧过阅《灵药秘方》，遂亲笔录之。

清乾隆四十八年（1783）夏

方成培五游汉口，以《灵药秘方》示汪生圯，汪为付诸剞劂。裘庆元《三三医书》据此本再刊。

清乾隆五十二年（1787）

郑梅涧殁。

清嘉庆九年（1804）

郑梅涧次子郑枢扶著《咽喉辨证》。

清宣统元年至民国九年（1909～1920）

清末民国初年，郑村师山小学的校训为"贞白"二字。校徽为圆形有外环为校名，内环为校训"贞白"。校歌亦弘扬"贞白"精神曰："立志贵坚贞，持躬贵洁白——守贞守白终其身，造就完美之人格。"

1959 年

郑梅涧嫡传后裔，国家首批名老中医郑景岐将《箓余医语》整理，发表于 1959 年《安徽卫生》第六期。

1998 年 5 月 4 日

安徽省人民政府将郑梅涧祖祠列为第四批"安徽省文物保护单位"。

2006 年 5 月 25 日

国务院核定郑梅涧祖祠为第六批"全国重点文物保护单位"。

2012 年 12 月

国家中医药管理局批准成立郑梅涧为代表性医家的新安医学郑氏喉科流派传承工作室。

2013 年 3 月

完成《中医名家学术研究·郑梅涧》初稿。

三、从医经历

（一）学医情况

郑梅涧出身于新安医学郑氏喉科世家，其学医源自家传。

1. 教育背景

（1）师山书院学习

师山书院是郑氏家族所办，兼有提高宗族教育的水平和宗族人才文化素质的作用。从文献可知，郑梅涧父亲郑于丰携弟郑于蕃为扩大师山书院规模于 1759 年而重建。推知作为郑氏宗族子弟的郑梅涧五兄弟及其堂侄郑承源（字爣，乾隆丁丑科进士，历任翰林院编修、掌山西道监察御史、云南大考官），均是师山书院的学子。

（2）国子监太学生

师山书院为郑氏家族培育了一大批优秀人才，其优秀者被选拔到清代最高学府国子监深造。从郑景岐《郑氏家谱》知：郑于丰有五子，郑梅涧行五，郑梅涧（宏纲）和其二兄郑宏勳均为清代最高学府"国子监"的"太学生"，受到最高级别的正统儒家思想教育。

（3）其他影响因素

郑梅涧生活时代，徽州府治歙县是徽文化的中心，郑村是徽文化的人才硅谷和新安理学的学术中心，不疏园书院"实事求是"的徽派朴学，家族善、贞、白家风构建的"德育"内容，均对郑梅涧的成才产生影响。

2. 学医时间

郑梅涧自幼耳闻目濡父辈和兄长业医实践，但其正式开始学医的时间尚无记载。《重楼玉钥续编·自叙》是郑梅涧之子郑枢扶所著，序文中有郑梅涧父亲郑于丰从喉科师承地江西返回徽州，命子侄辈要悉心研究喉科的史实，其曰："切斋公旋里，命父伯辈咸究心焉。"郑枢扶所述"父伯辈"，指郑于丰的五个儿子。郑梅涧弟兄五人，其行五，故郑枢扶称"父伯辈"。郑梅涧受家父之命，精心研究，继承黄明生先生所传喉科秘术。

3. 父兄业医人员

从志书、家谱等资料分析，郑梅涧生活的年代，其家族业医者计有 8

人。郑梅涧父亲郑于丰精通中医，如民国版《歙县志》载郑于丰"暇辄习医""精其术"；郑梅涧行五，从郑枢扶《重楼玉钥续编·自叙》可知，郑梅涧4个哥哥受父命"咸究心"中医喉科。西园喉科，有叔叔郑于蕃、堂兄郑宏绩和郑宏宪业医。

出生于中医世家的契友方成培，虽年龄比郑梅涧小11岁，但两人交同莫逆，郑梅涧在为方成培答疑解惑、传授郑氏喉科医术的同时，也得阅方成培家传医学著述。

4. 学医影响因素

（1）家族医链

郑梅涧出身于中医世家，传至郑梅涧父亲郑于丰已经6代（详见本书"学术思想"的"郑氏医学传承溯源"一节），父亲郑于丰是郑梅涧医学导师。

（2）宗教信仰

清代，中国社会存在着宗法性的传统宗教、佛教和道教等主要宗教，郑梅涧的主要宗教信仰为宗法性的传统宗教，中年和晚年还分别受道教和佛教的影响。郑梅涧别号"雪萼山人"，说明信奉始源于黄帝、发扬于老子的道教。

回顾中国历史，分析新安地域文化背景，可以释疑新安儒医大家的郑梅涧为何信奉道教。从历史上看，战国及秦汉诸儒，皆崇黄帝老子之学，称为道家。唐宋以降悉宗道教学术思想，信仰崇奉，普及于中华民族，故道教是为中国固有的宗教。徽州境内有中国四大道教名山之一的齐云山（余者为武当山、龙虎山、青城山），清乾隆皇帝曾为齐云山题写"天下无双胜境，江南第一名山"的楹联。

信奉道教对郑梅涧的医学学术亦产生影响，《重楼玉钥》的书名与道教术语有关（详见本书"主要著作"内容）。他还注重道家医籍和秘方的收集整理应用。如《灵药秘方》系蒲东方士师成子于康熙初年所作，记载道家治病所用丸散丹剂方药的适应病症和制药、用药方法。"郑梅涧手写本为《灵药秘方》的全本和最早版本"，今存的郑梅涧手写本保存完好，无脱页和残缺，是我国珍贵的古医籍文献。

从现有的文献可知，与郑梅涧交往的道教契友中，有为《重楼玉钥》作序的方成培；还有《幼幼集成》作者陈飞霞，家藏文献中，郑梅涧称其为"道长"。

（二）医疗实践经历

1. 医疗实践地址

郑梅涧为郑氏医学第七代、郑氏南园喉科第二代传人，南园喉科医家在家宅南园行医，故郑梅涧的医疗实践地址在安徽省歙县郑村南园。

2. 医疗实践学科与病种

郑梅涧的中医理论学识渊博，功底深厚。通过医学著作、处方真迹，及方志、谱牒等相关资料可知，郑梅涧秉承家学，医学实践涉及的临床学科主要为中医喉科、内科、小儿科，旁及外科、妇科疾病。在疾病病种方面，尤其重视重大疫病天花、白喉和危急重症的诊治。

（1）中医喉科

郑梅涧听从父命，究心医学。根据郑氏南园喉科处方笺尾印章题"世传南园喉科兼理大小方脉"，可知郑梅涧继承家学衣钵，医疗实践以中医喉科为主，擅长用中医药诊治耳鼻咽喉口齿唇舌疾病。

郑梅涧医疗实践的主要病种是咽喉口齿唇舌部位的咽喉诸风病症（急性热病），分析《重楼玉钥》一书所涉及的病种可知，其治疗的病种达57种。在立法上，郑梅涧十分重视辨证论治，即根据病情的具体情况而采取不同的治法。

（2）内科、小儿科

清代中医临床分十三科，大方脉即今之中医内科，小方脉即今之中医儿科。从郑枢扶《重楼玉钥续编·自叙》可知：郑氏医传前五世"精研岐黄"，以大方脉（内科杂病）服务于乡里，"以周人急""代不乏人"。再从郑氏南园喉科处方笺尾印章题"世传南园喉科兼理大小方脉"可知，郑梅涧精专喉科，同时也进行了内科杂病和儿科疾病的医疗实践。

郑氏喉科业医学科以中医喉科、内科、小儿科三个学科为主，世系相传，迄今不坠。

（3）针灸

郑梅涧擅长用针灸治疗疾病。《重楼玉钥》下卷专论针灸治疗，创有治疗咽喉口齿疾病的"三针学说"。《重楼玉钥·上卷·咽喉说》载郑梅涧治疗咽喉诸风病症的方法："当刺者则刺，不可乱医……须识其标本，辨其虚实而攻导之。"在具体治疗上，郑梅涧依咽喉诸风不同病症，选择针灸和内服外治的先后顺序，层层调治。如治疗斗底风，先用喉科吹药加摩风膏调噙，次用开风路针刺穴，再用喉科吹药，最后用内服汤药。

（4）疫病天花、白喉

在郑梅涧生活年代，天花和白喉是威胁中华民族生存的重大传染病。

从郑梅涧防治痘疹的专著《痘疹正传》和《重楼玉钥·梅涧医语》内容均可以证实，郑梅涧积极开展疫病白喉和天花临床研究和医疗实践。

约成书于1768年的《重楼玉钥》，记载有郑梅涧治疗白喉的病例数和疗效："喉间发白之症，予经历十余，俱已收功。"笔者考证，郑梅涧是有文献记载以来，用中医药方法成功治愈烈性传染病白喉的第一人。

3. 医疗技术水平

《重楼玉钥·方叙》曰："救危起死，不可胜数。余尝见有垂毙者，先生刺其颈，出血如墨，豁然大愈。其妙如此。"《歙县志》云："宏纲，字梅涧，习喉医益精，救危起死，求治者踵门，人称'南园喉科'，著《重楼玉钥》行世。"解读以上文献，要点有三。

其一，"救危起死"之"危""死"及"垂毙者"，说明郑梅涧的诊治病种多为危急重症。

其二，"不可胜数""求治者踵门"，说明郑梅涧的诊务繁忙。

其三，"救危起死"之"救""起"，及"豁然大愈。其妙如此"，确证了郑梅涧的诊治疗效。

（三）治学态度与方法

1. 严谨的治学态度

通过对郑梅涧学术著作的研读，分析其为学、治学的精神内涵可见，在郑梅涧著述中，处处透出一种学人认真、严谨的治学态度。兹举例说明如下。

《箧余医语》既是郑梅涧为家族后学答疑解惑秘本，又是郑梅涧中医学术"立言立说"的专著。《箧余医语》书名的衍变，既反映了郑梅涧从著书立说到传承学说的著述心路，又体现了治学态度的严谨。

《箧余医语》中有一段"评《素问·脉要精微论》尺内、尺外的'内外'二字及其学术争鸣"的内容。《素问·脉要精微论》文中"尺内""尺外"的'内外'二字难以理解，脉诊理论领域的"明家大家"吴崑、李中梓、张介宾，在他们的著作中就此分别有三种不同解读。

郑梅涧在全面研究《内经》脉学理论和吴崑、李中梓、张介宾相关著述基础上，直书《素问·脉要精微论》用字欠妥，词不达意，并导致"明家大家"的误读误解。郑梅涧还用经络学说、脏腑学说解释了"大小二肠候寸候尺"学术争鸣的渊源和理论基础（详见本书"学术思想·脉诊学术思想"一节）。近代，国医大师何任认为，此是"《素问·脉要精微论》传抄中的错误"。何任"传抄错误说"，为郑梅涧"用词不尽熨贴说"提供了佐证。

2. 科学的治学方法

郑梅涧医疗技术精湛，学术成就卓著。分析郑梅涧的"辛凉养阴学说"等诸多学说和学术创新，无不和其科学的治学方法有关。郑梅涧的治学方法，主要有以下几个特点。

（1）熟谙国学，国学和经典相结合的研究

前已述及，郑梅涧是国内知名书院师山书院的学子和清代最高学府国子监的太学生，有深厚的国学知识。

郑梅涧在研读中医经典《内经》遇有难点和各家争鸣时，运用深厚的国学功底解决疑难。如《素问·脉要精微论》尺内、尺外的"内外"二字的学术争鸣，郑梅涧在研读各家著述的观点后，指出这些争鸣是医家没有读懂原著引起的。彰显了郑梅涧深厚的中医基础、国学功底及严谨的治学态度。

（2）熟读经典，经典和各家学说相结合的研究

郑梅涧专业知识渊博，熟读中医经典和各家著作。脉学是中医的重点和难点，其理论和实践水平是检验一个中医师水平的重要标杆。郑梅涧熟读关于脉学的中医经典和各家著作，如其《簏余医语》在简要介绍浮脉及其相类、相兼脉后，告诉后学者："此举脉之一端，约略言之，欲究其全体精微之处，须熟读古人论脉诸书，自睹其旨。"说明郑梅涧已"熟读古人论脉诸书"，且已"睹其旨"。

郑梅涧创有"三法参伍学说"、寸口脉位"腑浅脏深说""寸口候经络说"等，就是将经典和各家学说相结合，基于《内经》《难经》，以及晋·王叔和《脉经》、清·喻家言《医门法律》等众多脉学著述基础上总结而成。

（3）熟读经典，经典和临床相结合的研究

郑梅涧熟读中医经典著作，并和临床实践相结合，其所创立的治疗咽

喉诸风病症的"辛凉养阴学说"，就是分析历代医家治疗喉风"辛温发表"和"药用寒凉"的弊端，基于《素问·至真要大论》"风淫于内，治以辛凉，佐以苦，以甘缓之，以辛凉散之"的治疗法则，结合临床实践体会而总结出的新学说。

（4）勤于临床，升华理论和学说

郑梅涧勤于临床，以致"求治者踵门"，并在大量临床实践的基础上，勤于观察和记录，勤于升华理论和学说。如"药贵中病学说""喉科吹药疗法""多种疗法并用"等，就是郑梅涧勤于临床实践，勤于临床观察和记录，勤于升华理论和学说的结晶。又如，郑梅涧经过临床实践，发现治疗咽喉的常用药中，有13味药物不宜用于白喉的治疗，该发现记载于《重楼玉钥·喉间起白所切忌药物》。《重楼玉钥·喉间起白所切忌药物》是在攻克疫病白喉的临床实践中，勤于观察和实践的产物，是基于"养阴清肺学说"治疗白喉的研究成果。

（四）医德医风

明清时期的新安地区，文化昌盛，以理学大儒程颢、程颐、朱熹为代表的先儒名贤比肩接踵，是享誉海内的礼仪之邦和人文望郡，是我国优秀传统文化的圣地。

研究现存的家传文物和医学文献，可知郑梅涧秉受中国传统文化，特别是徽文化熏陶，继承和实践程朱理学"仁"与"格物致知"的思想，为医厚德，仁爱济民，昭示后学。兹从思想理念和躬身实践两个层面，说明郑梅涧的医德风范。

1. 活人仁心

学而仁则医，郑梅涧遵父命，潜心研究中医。现存家传文物中，有一枚郑梅涧处方"起首"印章，郑梅涧用其钤盖于处方的起首处。印为椭圆形，阴文篆书，内容为"一腔浑是活人心"。言医者应满怀救死扶伤、济世活人之心，用毕生的精力追求医学的真理；临证时以病家为重，而不可乘危邀利。印文内容充分体现了儒医大家的医学道德思想理念。"一腔浑是活人心"，是郑梅涧一生人品和医德的高度概括。这枚处方起首章，在郑氏南园喉科代代相传，保存完好，郑氏医学之传人都以郑梅涧"一腔浑是活人心"医德为诫勉，认真承传家学，发扬光大。

2. 尚德引年

郑梅涧诊室有一"尚德引年"匾，是郑梅涧临床诊疗重仁尚德的见证。

《郑村志》记载：郑梅涧家宅南园的"小厅为郑氏南园喉科历代医生的接诊处，挂有'尚德引年'匾一块"。"尚"者，尊崇，注重；"引年"，即延长年寿。合之，谓尊崇医德，可以延年益寿。

3. 不计报酬

现存的医学文献说明，郑梅涧不仅把"一腔浑是活人心"作为人生座右铭和医德规范，而且躬身实践之。郑梅涧契友和学术传人方成培在《重楼玉钥·叙》云："吾乡郑梅涧先生，性好岐黄家言，其先世得喉科秘授，故于此尤精。远近无不知之。救危起死，不可胜数……而未尝受人丝粟之报。"方叙中关于郑梅涧于喉科"尤精""救危起死，不可胜数""未尝受人丝粟之报"的记载，说明郑梅涧不仅有精湛的医术，更有着高尚的医德。

由上可知，郑梅涧受益于中华优秀文化"仁"的熏陶，践行光大"善福乡里、忠贞报国、清白做人"的家风，创立"一腔浑是活人心"的郑氏喉科医风。自郑梅涧以降，以善、贞、白为主题的家风一以贯之，激励、规约着包括郑氏喉科医家在内的郑氏后世裔孙。郑氏喉科流派在学术上世系相传的同时，也继承了郑梅涧"一腔浑是活人心"的医风。

（五）学术成就

郑梅涧术业精湛，主要学术成就涵盖中医命门学说、脉学、辨证方法学、治疗学以及喉科学、儿科学等领域。特别是脉学方面的脉诊"三法参伍"说，辨证"十二字审证学说"，论治"药贵中病学说"，治喉科重大疫病"养阴清肺学说"，治咽喉热病"辛凉养阴学说"，针灸学"三针学说"，以及"内服外治、洗敷吹嚼、刀针灸熏，多法并用"的治疗方法，卓有见地，特色鲜明。

现就郑梅涧的主要学术成就概括如下。

1. 命门水火贵阴说

郑梅涧在命门学说的形态和功能方面有所发微，以"肾间孔窍命门说"阐微命门的位置和形态，首次使命门形态结构与功能相适应。其阐述命门功能有三：①"属肾""水火之原""气火通道"。②强调命门不但是"火"的发源地，也是"水"的发源地，即命门水火说。③以命门水火说指导临床，突出表现在对于命门真阳的生扶和治疗疫病、咽喉热病方面，重视"命水"的作用，注重养阴。命门真阳的生扶分别有"扶真阴法"以使真阳自生，"先养阴、再扶阳"之"水火渐培"法以渐培真阳；治疗白喉"养阴清肺学说"，治喉风"辛凉养阴学说"。养阴诸法体现了郑梅涧重视"命水"功能、以"贵阴"为主线的临床治疗特色。

2. 治喉风"辛凉养阴学说"

郑梅涧治疗咽喉诸风创"辛凉养阴学说"，学说的主要内容为"喉症忌寒凉""喉症忌表"，治疗宜辛凉而散，兼养阴以制之，喉风热盛宜"拦定风热""气血并治"。学说的理论基础源自《素问·至真要大论》的"风淫于内，治以辛凉，佐以苦，以甘缓之，以辛凉散之"。通过和当今温热病卫气营血治法比较可知，此学说的重要价值在于防治温热病传变的"先证而治"。

3. 治疫病白喉"养阴清肺学说"

郑梅涧针对白喉治疗创"养阴清肺学说"。此学说认为，疫病白喉病因病机乃"热邪伏少阴，盗其母气"，证属本虚标实，"养阴清肺"是其基本治疗法则。其子郑枢扶在此基础上优化处方，创制养阴清肺汤。本学说的重要价值在于，疫病初起从虚论治，治疗虚证坚持养阴，养阴即可驱邪；清肺注重通便，通便选用"润通"。

4. 辨证"十二字审证学说"

郑梅涧在辨证方面创"十二字审证学说"，具有"辨证辨人合一""疾病定位精确""审证严于辨证"三方面的特色。

5. 论治"药贵中病学说"

郑梅涧在论治方面创"药贵中病学说"，强调临证处方要谙熟药性、依法立方、病不执方，特别是随"运气"的变化，临证处方要有变化的治疗观，具有鲜明的特色。

6. 脉学创新与发微

郑梅涧在诊脉法和基础理论方面，均有所创新和发微。在脉诊诊法方面，创"三法参伍学说"，"菽权八级指力"诊脉法，"十六菽诊命门"法。"三法参伍学说"，倡导用三种寸口脉脉候法"以相参合"分析，可以提高临床诊断的准确率。基础理论方面，郑梅涧发微寸口脉位"腑浅脏深"说；倡导大小肠候寸，阐微脉部分候脏腑的理论基础为"候脏腑经络说"。

7. 多种疗法并用

郑梅涧在咽喉口齿疾病的治疗方法方面，创"刀针灸熏、洗敷吹噙、内服外治"相辅并用。多种疗法相辅并用的治疗方法，具有疗效的叠加效应。

8. 三针学说

创针灸治疗学"开风路针法""破皮针法""气针法"的"三针学说"。

9. 愈后调理本经

郑梅涧治疗咽喉诸风病症，在大病初愈后的调理方面，创"愈后调理本经"说。认为喉风愈后需调理，愈后调理以"望面色"为主要诊断方法，愈后调理的治疗原则是"调理本经"。

10. 发微"惊风"证治

将惊风的病因分为"外因""内因",治疗分为发作期和未发病两个时段,发作期用"伤寒之病痉"论治,未发病则"滋生水火化源"。

此外,郑梅涧还发微生殖孕育学说。指出父母"阴阳二精"、母亲的"气血"、胎儿的"元阳元阴",为胎儿期生殖孕育三要素;倡"托散法"治表气、中气虚弱的外感;在"易感儿"感外邪的因机证治和小儿"手足心热"因机证治方面有所发微。在创新方剂方面,郑梅涧在《重楼玉钥》的著作中创新方剂数十首。

郑梅涧学术成就有两个特色。其一,急国家民族之所急。郑梅涧毕生围绕危及中华民族生存的重大疫病白喉、天花及咽喉危急重症,开展临床实践和学术研究。其二,名医大家,知识渊博。郑梅涧立言立说的学科领域广泛,涉及中医基础理论和临床多个学科,是名副其实的中医大家名家。

郑梅涧

著作简介

郑梅涧的医学著作,有《重楼玉钥》《篑余医语》《痘疹正传》《授医秘录·序》《精选喉科秘要良方》等。还有处方真迹、手写本《灵药秘方》等存世。

一、《重楼玉钥》

（一）成书年代

从方成培的《重楼玉钥》序文可知,此书的成书年代当在清乾隆三十三年（1768）以前。

据郑景岐所传家藏资料,现存人民卫生出版社影印本的《重楼玉钥·原叙》署名脱"乾隆戊子仲秋上浣岫云山人方成培书于碧山之苍松翠竹山房"。"乾隆戊子"为1768年,古人多在著述成书之后,才由别的学者写叙于书首。"方成培叙"完成于"乾隆戊子仲秋上浣",故在1768年9月20日以前,《重楼玉钥》已经成书。

契友方成培在1768年为《重楼玉钥》作序,并在书中加有按语。1792年至1795年间,郑枢扶在读父亲郑梅涧医著《重楼玉钥》时亦加有按语。

（二）著作作者

《重楼玉钥》书共两卷,其作者为郑梅涧。据家藏资料及历代口述,先师黄明生传徒时,曾出秘书以授,即家藏的手写本《喉口三十六证》,其书甚简。郑梅涧以此为基础,参以父辈和自己的临床经验,多次增订扩充,以臻完善,并定书名为《重楼玉钥》。

书成之后,契友方成培、郑梅涧长子郑枢扶、三子郑既均分别在《重楼玉钥》书中加有文字。

1. 方成培

方成培，号岫云，歙县西乡环山人。乾隆戊子年（1768），郑梅涧与邑人方成培相互论医，交同莫逆，方见此书，推崇备至，亲为作序，并在《重楼玉钥》书中加有按语。方成培还为郑梅涧提供 3 首家传秘方，"严氏赤麟散""秘授甘露饮""圣功丹"，由郑枢扶在 1792 年至 1795 年间录入《重楼玉钥》。

2. 郑枢扶

在 1792 年至 1795 年间，郑梅涧长子郑枢扶在研习该书时，将"批注""心得"以按语形式陆续加入《重楼玉钥》，凡 18 条，所加批注均冠以"枢扶氏曰"，以资区别。郑梅涧与郑枢扶的生平事迹，外人隔阂，一些刻本将作者署签为"郑梅涧枢扶著"，医学史文献亦将郑梅涧父子混为一人，实缘于此。

《重楼玉钥·梅涧医语》"又论喉间发白治法及所忌诸药"[①]，亦为郑枢扶所加。"喉间起白如腐一症，其害甚速……余与既均三弟疗治以来，未尝误及一人，生者甚众。经治之法，不外肺肾，总要养阴清肺，兼辛凉而散为主。"其中"余与既均三弟"可证为郑枢扶所撰的文字，叙述创制"养阴清肺汤"的经过。

3. 郑既均

郑既均是郑梅涧第三子。《重楼玉钥·梅涧医语》凡二则，医语"论喉间发白症"为郑梅涧与儿辈论医时的讲话，郑既均笔录于《重楼玉钥》上卷。医语云："喉间发白之症。予经历十余，俱已收功。此症属少阴一经。"

---

① 　郑日新．郑梅涧手抄本《灵药秘方》初步研究［J］.中医文献杂志.2003，21（3）：9-11.

家藏资料中，"此症属少阴一经"上尚有"此父亲大人在日经验之症，述与焘等知悉。又云"字段，外传并出版的《重楼玉钥》删此段文字。据郑景岐整理家藏郑氏谱牒知："焘"即"郑既均，名承洛，字既均，号杏庵，老年又名焘。系郑梅涧第三子，生于清乾隆二十年（1755），殁于道光十年（1830）"精于喉、内、妇、幼各科。生平著述较多，今幸存者有《杏庵医案》《烂喉风》（又名《咽喉伤燥论》）《熟地黄论》《医叹》《痘科秘奥》（与兄枢扶合编）《胎产方论》《燕窝考》等书。由"述与焘等知悉"可知，医语"论喉间发白症"为郑梅涧对儿辈论医时的谈话。郑梅涧殁后，郑既均补记于《重楼玉钥》。

《梅涧医语》二则，均为郑梅涧之子整理时补入书中，作为附录而并行于世。结合郑梅涧子辈在《重楼玉钥》所加的批注按语，郑枢扶撰"又论喉间发白治法及所忌诸药"的内容，可以认为，《重楼玉钥》记录了以郑梅涧为主的新安郑氏喉科三代五位医家（郑于丰、郑于蕃、郑梅涧、郑枢扶、郑既均），凡八十余年的临床学术经验。

（三）现存著作版本

《重楼玉钥》是郑氏喉科的代表性著作，国家首批名老中医郑景岐先生对家传著作的版本研究具有权威性和独到发现。

《重楼玉钥》经作者多次修撰，每为亲友传抄，不胫而走。由于传抄的时段不同，传抄人所需内容不同，外传的《重楼玉钥》的篇幅与内容亦有差异，如新安歙县书肆"徽城乙照斋"率先付梓的《精选喉科秘要良方》，其篇幅不及现行通行本之半，没有下卷的针灸内容，可知它是《重楼玉钥》最早传世的一个雏形本。现在流行的《重楼玉钥》通行本是人民卫生出版社影印的"道光十九年己亥（1839）喜墨斋翻刻本"。

经《中医图书联合目录》等文献的分析和调研，结合家藏文献，《重楼玉钥》的现存版本及梓行年代如下。

1. 手写本《喉口三十六证》

此为郑梅涧父（郑于丰）、叔（郑于蕃）所得师承秘本《喉口三十六证》，无针灸内容。

2.《精选喉科秘要良方》

此为徽城乙照斋木刻本，刻年不详。无针灸内容，且篇幅较小，为《重楼玉钥》的刍本。

3. 嘉庆四年（1799）刻本（书名《咽喉总论》）

《咽喉总论》，一册（不分卷），见于清·杨润（浣亭）、曹施周（沛霖）辑刊的丛书《遵生集要》（又名《醒医六书》）。丛书收有吴有性《温疫论》、杜清碧《舌镜》、景冬阳《增补方论》、戴天章《存存书屋摘抄》、新安郑氏喉科《咽喉总论》、倪东溟《产宝家传》6 种古医籍。

从内容分析，《咽喉总论》为《重楼玉钥》上卷。据《遵生集要》丛书凡例所示："今有新安郑氏家藏《咽喉论》一册，绘其全图，方治之妙，原序已备言之，无庸复赘，兹并刻其方图于后。"可知此书为新安郑氏喉科所著。《咽喉总论》脱方成培的"叙"和《重楼玉钥》下卷。

4. 嘉庆十五年（1810）本（书名《咽喉口齿玉钥全函》）

清宫御前太医，新安医家汪燕亭刊刻出版《聊复集》，嘉庆十五年（1810）京都琉璃厂韫宝斋版。《聊复集》卷一为《医阶辨脉》，卷二为《医阶辨证》，卷三为《医阶辨药》，卷四为《眼科心法》，卷五为《咽喉口齿玉钥全函》。《咽喉口齿玉钥全函》为《重楼玉钥》上卷，有方成培的"叙"，脱题署，脱《重楼玉钥》下卷，无津门冯相菜的"序"及桐乡孙学诗的"序"。

5. 道光十八年（1838）苏城喜墨斋木刻本（书名《重楼玉钥》）

道光十八年版封面提"道光戊戌年重楼玉钥谦吉堂藏版"，书末提"苏城皋辕西喜墨斋刻印"。此为《重楼玉钥》的全本和足本。

　　道光十九年己亥（1839）喜墨斋据初刻本翻刻。1956年，人民卫生出版社首次影印喜墨斋翻刻本并出版，在其后的50余年间，人民卫生出版社多次印刷发行。

　　其后梓行的版本依次有：清咸丰五年乙卯（1855）重刻道光二十五年本，清光绪四年戊寅（1878）重镌本，清光绪五年己卯（1879）刻本，清光绪七年辛巳（1881）骆孝先刻本，清光绪七年申报馆据谦吉堂板铅印本，清光绪十三年丁亥（1887）芌国重刻本，清光绪二十六年重镌本，清光绪二十六年（1900）杭州景文斋刻本，1916年老二酉堂藏版刊本，1917年大成书局石印本，1917年大东书局石印本，1917年章福记书局石印本，1930年中医书局石印本。1956～1992年人民卫生出版社，据道光十九年喜墨斋本出版影印本，凡5次印刷。

（四）主要内容

1. 书名内涵

　　《重楼玉钥》书名之"重楼"，源于道教经典著作《黄庭经》，谓咽喉为"十二重楼""重楼""重堂"。《黄庭经·若得章第十九》云："重重楼阁十二环，自高自下皆真人。"蕴含有丰富道教知识的神魔小说《封神演义》也将咽喉称为"十二重楼"，如第四十七回云："道人取一粒丹，用手捻开，口撬开，将药灌下十二重楼。"《黄庭内景经·黄庭》还把咽喉称作"重堂"，其曰："重堂焕焕明八威。"注解《黄庭经》的梁丘子曰："重堂，喉咙名也。一曰重楼。"

　　《黄庭经》是一部继承汉代"五脏神"之说，以身体脏腑各有所主的理论为基础，结合道教人身百脉关窍各有司神之说，以七言韵文表述的道教典籍。其中有十四章着重阐述了人体五脏及胆腑的生理作用。国家级名老中医、安徽中医药大学周楣声教授对《黄庭经》"重重楼阁十二环，自高自下皆真人"疏注曰："道家认为人体喉管有十二环，宛如重重楼阁；在喉管以上的头面部分有五官七窍，在喉管以下有各种脏腑，都由真气灌注，环环相扣，浑然一体。"故此段经文是说明咽喉与头面五官七窍、躯体五脏六腑的整体关系，重楼是五官七窍、五脏六腑的机枢。

《重楼玉钥》书名之"玉钥"，是钥匙的美称，如清·唐孙华《门神同查夏仲恺功戏作》诗云："阃外未闻持玉钥，檐头唯见倚铜镮。""重楼玉钥"指咽喉危急重症如重楼之门被锁闭，作者希望本书成为启锁的玉钥匙，故名之《重楼玉钥》。

2. 内容简介

《重楼玉钥》全书凡两卷。上卷内容 17 篇，分别阐述咽喉的解剖部位、生理、病机、诊断和预后；阐述危急重症、不治之症，阐述喉科疾病的病名、病位、症状和治疗用药。列喉科 36 种喉风名称、发病部位、症状演变、施治用药。本书最早记载白喉，并创立治疗白喉的基本法则和有效方药"养阴清肺汤"。

下卷内容 39 篇，为我国首部中医喉科针灸专著。论述针刺的手法、要领和补泻秘诀的针灸诸则；详述治喉病常用 73 个腧穴的部位、取穴、进针、出针等操作方法及功用和主治等。郑梅涧提出了针灸治疗咽喉口齿唇舌疾病的"开风路针""破皮针"和"气针"三针学说。

（五）学术价值

《重楼玉钥》学术上原创性贡献主要有：治疫病白喉创"养阴清肺学说"，治喉风创"辛凉养阴学说"，"内服外治，洗敷吹噙，刀针灸熏"多种疗法相辅并用治喉风，针灸"三针学说"等四个方面。郑梅涧认为，当外感热病属风阳咽喉，汤水不进时，治疗的顺序依次是：吹药→针→放血→内服。其针法为"开风路针"，由于经络为"气"循行的通道，风邪壅阻经络之路，需用"开风路针"疏通风邪壅阻经络之路。

二、《篚余医语》

（一）成书年代

《篚余医语》未记载撰年。分析书名的变化和《重楼玉钥续编·郑枢扶序》可知，《篚余医语》为郑梅涧晚年所作。《篚余医语》是郑梅涧对中医基础理论、脉诊、辨证施治、中药药性理论、法与方的关系等方面创新性发微。并期望是书为儿辈学习中医的难点进行答疑解惑。

（二）现存著作版本

《篚余医语》成书后，郑氏南园喉科后裔医家代代相传，世系珍藏。现传至郑氏医学 14 世（南园喉科 9 世）郑日新，仍保存完好。1959 年，应安徽省卫生厅要求，南园喉科 8 世传人郑景岐整理《篚余医语》，并发表于《安徽卫生》1959 年 6 期。《安徽卫生》刊载本今存。

（三）主要内容

1. 书名内涵

《篚余医语》书名"医语"，表述了郑梅涧医学学术方面独到的心得。"医语"又称"医话"，是古今医家进行经验交流、传播学术的传统文体，是中医文献中一个有特色的部分。《篚余医语》记载了郑梅涧医学学术经验方面独到的心得，也是郑梅涧对郑氏喉科后之学者郑枢扶、郑既均的答疑解惑。

古代学者著书立说，非常重视书的命名。书稿的改动显示，郑梅涧亲笔手写本的书名原提《梅涧医麈医语》，书成后易名，改定为《梅涧篚余医语》。分析《梅涧医麈医语》到《梅涧篚余医语》的书名变化，可以窥及郑梅涧从著书立说到传承学说的著述心路。

笔者解读《梅涧医麈医语》的内涵，初识如下："麈"是古书上说的一种鹿一类的动物，尾巴可以当作拂尘，此是麈尾（用麈的尾毛做的拂尘）的省称，如"挥麈"（挥动麈尾，以掸灰尘）。"医麈"指用麈尾掸去医学的浮尘，展示医学的真容。古代学者为谦谦君子，对学术上的新见解，谦虚地称为只是掸去蒙盖在真理上的浮尘。

郑梅涧最终将《梅涧医麈医语》改为《梅涧箑余医语》。从手写本《箑余医语》书后附《授医秘录·序》及《余傅山医案》分析，郑梅涧在《梅涧医麈医语》和《授医秘录·序》及《余傅山医案》完成后，打算将此手写本作为课徒传承学说、答疑解惑的用书，而易名为《梅涧箑余医语》。

"箑"：《说文》解释为"扇也"。《广韵》谓为"扇之别名"。此用如动词，作"扇扇子"解。"余"：此作"后"解。"箑余医语"从字面的理解，可以直释为"扇扇子后所撰写的医语"。深入理会作者命名的良苦用心，笔者认为《箑余医语》内涵深刻，体现了郑梅涧对中医学术"承"与"传"过程中的道德规范和学术责任的认识。

《箑余医语》的内涵分承与传两个方面。就继承者而言，要尊敬老师。古徽州倡导孝道，炎热酷暑的夏季，子孙辈常为老人扇扇子，呈送的既是丝丝凉风，更是后辈的孝心；从中医师徒关系看，呈上的是后学弟子"尊师"的实际行动。就传授者而言，为师者教授后学，无论酷暑严寒，都要著书立说、解惑答疑，以传承中医为己任。

分析郑梅涧亲笔手写本的书名从"医麈"到"箑余"改动，可以得知两条信息。其一，作者撰写"医语"的原始意图，是表述自己从医过程中的发明创新，揭示医学真理。其二，完稿后的时间，可能是在郑梅涧的晚年。从《重楼玉钥续编》郑枢扶序言可知，郑梅涧晚年，郑枢扶、郑既均均不在身边，郑梅涧则期望本书作为学术经验传承用书。从"医麈"到"箑余"，展示了作者原始写作意图和完稿后愿望的心路。

2. 内容简介

《箟余医语》是郑梅涧为儿辈学习中医的难点进行答疑解惑，也是郑梅涧业医以来学术经验的自我总结，其中有许多学术创新点和诊疗特色。《箟余医语》约6000字，内容涉及中医基础理论、脉诊、辨证施治、中药药性、法与方的关系，治疗过程中的"病不执方"及运用"托散"法治外感等。

（四）学术价值

《箟余医语》是郑梅涧总结毕生学术创新的重要著作，在基础理论和辨证论治方面均有所创新或发微。命门学说方面，提出命门位置形态的"肾间孔窍命门说"；命门具有"属肾""水火发源地"和"气火通道"功能，临床治疗重视"命水"，注重养阴。在脉学方面，创寸口脉诊法"三法参伍学说"、脉诊指力"菽权八级诊脉法"，发微脉部候配的"候脏腑经络说"，倡导并阐微寸口脉位"腑浅脏深说"。在辨证施治方面，辨证创"十二字审证学说"；论治从谙熟药性、依法立方、病不执方三方面，创"药贵中病学说"。《箟余医语》还倡"托散"法治外感。在中医儿科学术思想与临证经验方面，所论及的生殖孕育学说、阴阳学说、补阴扶阳准则、"易感儿"外感的因机证治，以及儿科四大病症的惊风、痘疹等，均识独见卓，立论精辟。

研读《箟余医语》发现，郑梅涧"生殖孕育学说""命门学说""阴阳学说""补阴扶阳准则""托散治外感"等学术思想，奠定了郑枢扶、郑既均创制"养阴清肺汤"的理论基础。

三、《痘疹正传》

郑梅涧撰。有旧写本和手抄本存世。

痘疹也叫天花，是一种由天花病毒所致恶性传染病。古代大约60%的人会受到它的威胁，1/4 的感染者会死亡，幸存者中的一半以上会留下麻面或失明，直到清初，痘疹依然被视为不治之症，其猖獗可怕，一如现在的艾滋病，令人谈痘色变。

由于牛痘疫苗的普及，痘疹成为人类消灭的第一个传染病，痘疹的中西医治疗均无人再研究。但郑梅涧勇于挑战重大疫病的精神，值得进一步发扬光大；而且郑梅涧《痘疹正传》治疗痘疹的方药，对治疗病毒性感染性疾病仍有参考价值。

该书学术精华有待整理。

四、手写本《授医秘录》及序文

（一）成书年代

《授医秘录》是明·嘉靖间余傅山与其师友汪宦、汪双泉、吴篁池、许明远等会于乌聊山馆，共同探索医学经义之渊源、交流学术心得的记录，是新安医家课徒的秘诀。《授医秘录·方序》云："《授医秘录》乃前明'钟祥令'① 余傅山先生师友渊源之秘诀……其中论脉与伤寒之理，真有超越前人之卓见，直可登仲师之堂。"从郑梅涧与方成培交往的时间分析（详见"后世影响"的"传人方成培研究"一节），郑梅涧为《授医秘录》作序的时间为 1768 年前后。

（二）现存著作版本

《授医秘录》为未刊本，目前国内仅有两个手抄本。其一系郑梅涧亲笔抄录的手写本，并精选《授医秘录》中的《余傅山医话》精华内容附于

① 钟祥，隶属于今湖北省钟祥市，位于湖北省中部；令，是明清时期县一级的行政长官。

《箧余医语》之后，经郑梅涧嫡传后裔的世代相传，现珍藏于安徽中医药大学郑日新教授处。郑梅涧于序文中云："其临证立方，不愧为明哲之士。"《授医秘录》的另一个版本为"古歙乌聊山馆珍藏本"。

（三）内容简介

"乌聊山馆"为学馆。乌聊山位于古徽州城中部，斜贯全城，西为古徽州府城，东为歙县县城。乌聊山馆的位置方便于徽州中医学者的集聚交流。

《授医秘录》内容有脉学、《伤寒论》阐义、临床经验三部分。脉学记录了新安汪宦和余傅山两位医家对脉学的论述，论寸关尺所候脏腑，寸关尺三部为何能察其虚实、决其死生之理，相似脉象的鉴别等。《伤寒论》阐义是余傅山依据其临床经验，评价和阐发《伤寒论》相关条文内涵意义。临床经验部分，记录了余傅山、吴篁池、汪宦、黄刚、汪双泉对痰饮、癫痫、尿浊、中风、黄疸、劳瘫、产后、闭经、惊风、痰证、积聚等证的临床见解，并介绍了丁翔、汪宗进、谢朴、黄予石诸位新安名医的治疗经验。

郑梅涧于序文中云："近世业医者，其学问谫陋极矣，吾乡尤甚。见其临证，不识阴阳虚实寒热表里，立方庞杂无伦，然持此发财，远出商贾之上，亦理之不可解者。考其医理，较之明季余傅山、清初郑奠一诸君，奚啻云泥之隔，真不可同日而语矣。余于方君岫云处见《傅山医案》，其临证立方，不愧为明哲之士，摘录于后。"

《授医秘录》的主讲人均属明季新安中医国手，这些主讲人的医名及其弟子的辉煌，揭示了郑梅涧重视《授医秘录》学术价值的原因。兹就相关主讲医家的简况考研如下。

余傅山（1512—1585）：曾任钟祥县令，工儒精医。是新安名医余氏世家的开山传人，余傅山、余淙、余时雨、余小亭、余仰亭、余幼白、余士冕、余之携、余昭令等，延续7代，代有名医。从余傅山和汪宦、吴篁池共同交流学术可知，其医术与之齐名。有《余傅山医案》传世。

汪宦：余傅山称汪宦为师友。汪宦，字子良，号心谷、寅谷。祁门县人，明·嘉靖、万历年间新安名医，明宫太医院吏目，医学著作有《医学质疑》《统属诊法》《证治要略》等。徐春圃从其学，尽得其传。《古今医统大全·病能篇第三》收载有汪寅谷论阴火与阳火的证治。明隆庆二年（1568），与弟子徐春圃等人在北京发起创办了我国历史上最早的医学会"一体堂宅仁医会"。

吴洋：号篁池，明正德、嘉靖间歙县岩镇人。先世业眼科（目瘖医），至"洋"时，医名渐著，精伤寒、杂病。吴篁池之子吴桥，字伯高，聪敏勤学，医名与父齐。近人许承尧先生《歙事闲谭》著有《世医吴洋、吴桥》一文，谓《太函集》中吴洋、吴桥传，罗列方案，长竟一卷，殆万数千言。可见汪道昆（号太函，1526—1593）先生对洋、桥父子医道之钦佩。文中称："洋以奇胜，而桥务出十全，得当则举全功，不得亦可无败，久之声名出洋上。"吴洋、吴桥父子与汪机同时代人。《太函集》还记载吴洋曾往祁门受业于汪机（1506—1566，号石山），机久闻洋名，"机得洋大惊，谓割海阳以东听子矣"。桥子和仲、文仲皆承家学，业医名著。《岩镇志草·元集·古迹》的"池上草堂"一节，记载了吴洋、吴桥父子事迹。

余午亭：字淙，明嘉靖年间（约1516—1601）。先攻举子业，读儒学30年，后从堂兄余傅山习医。行医数十载，救人无数，人称"新安余氏医学世家"，至其第七代孙余昭令，经验累积270多年。午亭曾孙士冕，元孙之隽，及士冕门人吴人驹皆一时徽歙名医。著有《诸症析疑》4卷，为内科之经典作品，另有《余午亭医案》《医宗脉要》等。午亭之学世代相传，午亭弟子中，吴崑"出于蓝而青于蓝"，声名最著，影响至今。

吴崑（1552—1621）：字山甫，号鹤皋，自号参黄子。歙县澄塘人。15岁从师余午亭，三年业成，又负笈万里，遍访名医，"不减七十二师"，终成全国著名医学家。著有《医方考》（1584年），《脉语》2卷（1584年），

《黄帝内经素问吴注》24卷（1594年），《内经吴注》《素问注》《针方六集》6卷（1618年）。另著有《十三科证治》《参黄论》《药纂》《砭考》。叔祖吴正伦，堂叔吴行简，俱当地名医。

（四）学术价值

郑梅涧手写本及序文有六个方面的意义。

1. 反映清代中医理论框架构建：《授医秘录·序》反映郑梅涧中年（40岁前后）的辨证方法为"阴阳虚实寒热表里"八纲，故从序文可窥及清代临床辨证纲领方面的中医理论框架构建情况。

2. 分析郑梅涧临床辨证思维的变化和演进：郑梅涧晚年作《箧余医语》，提出"十二字审证学说"（详见"学术思想"的"十二字审证学说"一节）。两相比较，可知其临床辨证思维的变化和演进。

3. 分析郑梅涧学术思想所受新安著名医家影响的情况：郑梅涧将《授医秘录》及序文附于《箧余医语》之后，从郑梅涧所选的内容，可以分析郑梅涧重视的学科领域，及其临床所受新安著名医家的影响。

4. 郑梅涧受《授医秘录》课徒录本的启发，为郑氏喉科后之学者撰《箧余医语》。

5.《授医秘录·序》版本学价值：《授医秘录》为未刊本，国内仅有郑梅涧手写本和古歙乌聊山馆珍藏本。

6. 郑氏喉科后学传人均珍藏并研析此书，对整理郑氏喉科学术流派的理论渊源，也有着重要的学术价值。

五、《精选喉科秘要良方》

郑梅涧撰，徽城乙照斋木刻本，撰年、刻年不详，今存。

《精选喉科秘要良方》载有《重楼玉钥》喉风三十六证，有郑梅涧治疗走马牙疳的经验；治疗喉风方剂 10 首，小儿口疮药 10 种。

六、手写本《灵药秘方》

除以上医学著作外，还有郑梅涧的处方真迹、手写本《灵药秘方》等存世。手写本《灵药秘方》的相关研究，已发表论文《郑梅涧手写本〈灵药秘方〉的初步研究》。

中医古籍《灵药秘方》见于绍兴裘庆元《三三医书》第三集，刊于 1924 年。题署"蒲东师成子书，古歙方成培订，绍兴裘庆元刊"。中国中医药出版社于 1998 年出版了简体标点横排本。

《灵药秘方》为蒲东方士师成子于康熙初年所作，书中记载道家治病所用丸散丹剂方药的适应病症、制药、用药方法。道家治病所用丸散丹剂经过长期临床检验，有其科学性和特异性，道家多珍秘而不外传，故此是中医学宝库中值得深入发掘的一个领域。笔者家藏郑梅涧于清乾隆年间的手写本《灵药秘方》，笔者对郑梅涧手写本《灵药秘方》进行了初步研究，研究论文发表于《中医文献杂志》2003 年第 3 期。

1. 郑梅涧与方成培和《灵药秘方》

方成培（1735—1808），字仰松，又字观，号岫云，安徽歙县环山人。清季杰出曲艺家、新安医家。方成培出生在一个儒医家庭，医学传承当在三世以上。方幼年体弱多病，"日在药里间"。童年就在父兄指导下闭户习医，博览群书，广泛投师。方成培与郑氏喉科过从甚密：方氏谓与郑梅涧有"针芥之投"，郑梅涧将家传喉科秘术悉数传方成培。方成培于乾隆戊子年（1768）为《重楼玉钥》作序，郑梅涧著《重楼玉钥》中收载方成培家藏秘方"秘授甘露饮"等方剂，可见，方郑二人相交莫逆，其关系胜于至亲密友，非虚语也。

从《灵药秘方·方序》可知，乾隆四十四年（1779）三月十八日，方成培偶于扬州故纸堆中见到《灵药秘方》。该书为蒲东方士师成子于清康熙戊戌年（1718）所作，系孤本。方以善价购得，并为之作序。从方的序言来看，是书不乏应验效方，但师成子秘惜过甚，"方中分两皆为隐语，不肯明言"，考方中所用药味每每峻猛之品，如无分两，"虽存亦无用矣"。乾隆己亥（1779）四月，方于广陵寓斋之远心楼，细细玩味道中隐语，解得其意，标明分两。使之有应用价值。自扬州返里后，方成培将《灵药秘方》与郑梅涧过阅，郑梅涧爱不释手，遂亲笔录之（即郑梅涧手写本，以下简称郑写本）。1783 年夏，方氏五游汉皋（汉口），以《灵药秘方》示汪生圮公，圮公欣然为付诸剞劂。剞氏又辑同人屡验之方为一卷，附诸后，以广其传。此即裘庆元《三三医书》本（以下简称裘本）。

2. 手写本的版本学价值

（1）郑梅涧手写本款识概况

郑梅涧手写本《灵药秘方》为家中世传秘本，虽年湮代远，兵连祸结，写本在历代先辈的精心呵护下，仍保存完好。写本 1 卷，60 页，厚约 10 毫米，采用针眼丝线装订。郑写本无边栏，无版心，纸高 232 毫米，纸宽 148毫米，眉栏高 39 毫米，地脚高 19 毫米。每行首字至末字 174 毫米，首行至末行宽 102 毫米。每页 8 行，每行 19 至 23 字。全书载方 61 首。卷首为蒲东师成子序言和方成培序言。写本从头至尾均为郑梅涧一人亲笔抄写，行书字体，流畅飘逸，且有郑梅涧的朱笔点校和墨笔眉批。

（2）郑梅涧手写本的时间

郑梅涧手写本为《灵药秘方》的最早版本，书证有二。

①从序言题署分析：郑写本《灵药秘方·方序》题署"清和月歙方成培仰松甫题于广陵寓斋之远心楼"。"清和月"即农历四月，"广陵"即今扬州，说明乾隆四十四年（1779）三月十八日，方在扬州购《灵药秘方》并

于是年四月在购书地作序。方返里后，鉴于方成培与郑梅涧的亲密关系，郑梅涧当很快得到《灵药秘方》。裘本《灵药秘方·方序》题署"天都方成培仰松氏题"。提示郑写本时间在前，裘本时间在后。

"天都"为歙县黄山天都峰，新安医家程国彭信奉道教，其《医学心悟·序》提"雍正十年孟春月吉旦天都普明子程国彭钟龄自序"，方成培亦信奉道教，自号岫云山人，是否歙地信奉道教者均题署"天都"，尚待考。

②从序言内容分析：郑写本、裘本《灵药秘方·方序》内容差异不大，但郑写本《灵药秘方·方序》序末云："吾乡道士方自然者，自幼云游，足迹半天下，年六十乃归新安，其为人贪利，好大言。缙绅及无识者多师之。余一见即知其为妄人，然其外科极精，尝以九转灵砂丹售人，价至万千换、百换，云能治百病，多服可长生，富人争购之。救危危急症，良多奇验，而无病者服之，始若难得力，经受其害著。金石性剽悍，非可常服，此非灵砂丹之过，而服者之过也。其方秘惜过甚，誓不传于人，今亦载此书中，足证此书之宝也。手为装订而识之如此。"此段文字为1779年方氏以善价购《灵药秘方》后，认为"此书之宝"，为之作序，并手为装订时所写。1783年，方氏在付诸剞劂前，修订《序言》，将此段烦冗内容删除，故裘本《灵药秘方·方序》序末无此段文字。

裘本《灵药秘方·方序》序末云："以一两为奇两，三钱为仁浅之类，唯恐人知，余细玩得其意而改正焉。因叹此书有裨于世而知之者绝少，癸卯（1783）夏，五来游汉皋，以示汪生圯公，圯公欣然为付诸剞劂。剞氏又辑同人屡验之方为一卷，附诸后，以广其传。其利济之心有足多者，弁言于简端。"郑写本序末无此段文字。考其原因，此段内容当是方氏付诸剞劂前，在汉皋（汉口）修订《序》时所加。

（3）校勘裘本《灵药秘方》的珍贵古医籍文献

郑梅涧手写本为《灵药秘方》全本，该本保存完好，无脱页和残缺，是校勘裘本衍、脱、倒、讹和错简的珍贵古医籍文献。如《灵药秘方》上、下卷中均有"回生散"一方，内容相同，上、下卷中必有一方为衍文，而何者为衍文，涉及《灵药秘方》师承方源研究，校之郑写本，"回生散"载于"第二方阴六贤散"之后，可知裘本《灵药秘方》下卷"回生散"为衍文。又如，《灵药秘方》下卷"郁金至宝起危散拔死灵丹"用法云："另配没药。"易误解为配合中药"没药"同用，引起歧义。郑写本为"另配后药"，即必须与后"配药法"方剂同用。古人行书繁体"後"与"没"相似，当是剞劂时所误。

再如裘本《灵药秘方·方序》残缺的脱文，用郑写本可以补遗其脱文。裘本《灵药秘方·方序》开篇内容残缺，开篇为："（上残）废也。但古今来方士口口相传，不肯轻泄……"根据郑写本《灵药秘方·方序》，裘本当补残缺脱文为："余尝谓医之用药，有正有奇，《灵》《素》、长沙、张、刘、朱、李，大家方论，譬则王者之师，堂堂正正，或干羽而格苗，或前歌而后舞，然教民七年，师行三千，所谓王道无近功者，非耶！至于敌人变诈百出，亦有时而然，正之所能胜则用奇尚焉，故方士所传灵药诸秘方，此实教外之别传，兵家之行诡道，其胜敌有速于用正，虽不可以为常，而知医者不可"。

3. 手写本的学术价值

（1）郑梅涧的朱笔点校和墨笔眉批的学术价值

郑写本《灵药秘方》有郑梅涧的朱笔点校和墨笔眉批。将郑梅涧朱笔句读与"三三医书整理委员会"的标点相比较，发现后者的一些误读，郑梅涧朱笔点校为正确理解《灵药秘方》原文提供了帮助。墨笔眉批反映了郑梅涧的临床心得和学术思想，尚待进一步整理研究。

（2）确定《灵药秘方》的师承方源

郑梅涧手写本接近原书方剂排列顺序，可以大体确定《灵药秘方》的师承方源。郑写本《灵药秘方》所载的某某所授方后，均有"以上（数）方，某某所授，一气呵成"，且下一方剂多换页另抄。承传或抄写时的"一气呵成"，提示"以上（数）方"为同一老师所授，方成培在订稿时，将"一气呵成"删去，剞劂氏又将下一方剂紧接上文，给确定《灵药秘方》的师承方源造成困难。结合郑写本比较研究，可以大体确定蒲东师成子《灵药秘方》的师授人及方剂。

经初步比较研究，蒲东师成子《灵药秘方》的师授至少有6人，其师授人及方剂是：（1）沈阳正然老师所授2方：五气朝元丹，九转灵砂丹。（2）一人所授10方（见上卷，方略）。③山西超师、金陵俌先生二人所授15方：三花聚顶丹，生肌散，真元会合丹，仙灵白雪饼，天月间来丹，回生丹，发背疔疮双蛾对口方，百毒疮阳物烂下可保重生方，梅花点舌丹，十宝丹，太保减巢丹，柱下遗佩丹，神仙一剪梅（阳丹法、阴丹法，为无为真人流传），实宝丹，灵药方。④陕西杨先生所授11方：九转灵丹，小九转灵丹，痔漏退管生肌丹，又方（末药方）钓病丹，七仙丹，生肌散，钓病退管生肌丹，荔奴丹，一点消神方，红粉霜丹。

（3）裘本、郑写本《灵药秘方》载方比较研究

《灵药秘方》除制药法外，裘本载方57首，郑写本载方61首。两版本方药基本相同者50首。其差异为：①裘本57方中重复1首：下卷"回生散"（为衍文）。②有方无方名1首：仙灵白雪饼。③裘本有，郑写本无，2首：二转杏林丹（与郑写本杏林遗迹丹略有不同），千全白雪丹。④裘本还将郑写本1方分为数方，如将郑写本1方痔漏退管丹，裘本分为2方痔漏退管丹、末药方；郑写本1方郁金至宝起危散拔死灵丹，裘本分为3方郁金至宝起危散拔死灵丹、配药法、煎药方。⑤郑写本有，裘本无的方剂11首：拔管丹，杏林遗迹丹（与二转杏林丹略有不同），黑灵药，杨梅结毒灵丹，升打灵药，神异丹，化毒丹，结毒丹，附升粉霜丹，小牛黄丸，升红

霜粉。该 11 首方剂多位于郑写本《灵药秘方》书末。

（4）了解方氏对《灵药秘方》的心悟

比较郑写本、裘本，发现裘本部分方剂的方药制法、适应证等文字有所变动。此当为 1779 年 4 月至 1783 年夏之间，方成培在对《灵药秘方》的方药制法、适应证及疗效进行实践后，对《灵药秘方》做了修订，故裘本为方成培修订《灵药秘方》的定本。将郑写本与裘本进行比较研究，可以了解方氏对《灵药秘方》方药制法、适应证及疗效的心得和经验。

郑梅涧

学术思想

　　郑梅涧医术精湛，学术著述涉及基础理论、辨证论治、脉学、针灸学、疫病和咽喉危重急病等领域。笔者通读了郑梅涧的主要学术著作，在基于郑梅涧相关文献资料的基础上，开展全面而系统地整理、分析研究，深入发掘了郑梅涧的主要学术观点、理论特色，首次升华总结了郑梅涧学术思想的六种学说，并对郑梅涧提出的相关治则治法等学术精华，进行了解读和阐释。兹就学术渊源和学术思想的六种学说等学术精华分别叙述如下。

一、学术渊源

　　郑梅涧学医源自家传医学，其学术思想和家传医学密切相关。郑氏医学可溯源至明代嘉靖初年，郑氏喉科学术源自黄明生先生。

（一）郑氏医学传承溯源

　　郑梅涧为郑氏医学的第七代传人。新安郑氏医学起源，始于明代嘉靖初年（约 1521 年），开山传人为郑赤山，现存郑氏医学著作、家乘、墓志铭等四篇文献记录了郑氏医学起源的情况。

1.《重楼玉钥续编·自叙》

　　郑梅涧之子郑枢扶《重楼玉钥续编·自叙》云："先高祖赤山公，瀚七代祖也，性好堪舆，精研岐黄。渊源已久，代不乏人。"

　　《重楼玉钥续编·自叙》的这段序言提供了三个信息如下。

（1）郑赤山的中医学术精湛

　　序言之"精研岐黄"："岐黄"即岐伯和黄帝，是中医学的始祖，清代把"岐黄"作中医学术的代称。"精研岐黄"，说明郑赤山饱览中医典籍，中医学术精湛。

（2）郑氏医学世系相传

序言之"渊源已久，代不乏人"，说明自郑氏二十世祖郑赤山起，中医学世系相传，至郑梅涧之子郑枢扶，已经 8 世，仍"代不乏人"。郑梅涧是郑氏医学的第七代传人。

（3）郑梅涧为郑氏医学第七代传人

"先高祖赤山公，瀚七代祖也"，其中"瀚"是郑梅涧之子郑枢扶，郑枢扶称赤山公为"七代祖"。

需要说明的是，郑枢扶序文中，称先高祖赤山公为郑枢扶的"七代祖"，"几代祖"称呼的算法，郑枢扶是从高祖郑赤山开始往下数，数到郑枢扶的上一代（郑梅涧）为七代，称为"七代祖"，若从中医相传的世系计算，从郑赤山到郑梅涧为七代，到郑枢扶为八代。郑枢扶序文中"几代祖"称呼，乃遵《旧唐书·长孙无忌传》的算法。

2.《明处士郑赤山君克深墓志铭》

黄山书社出版的徽学文献《明清徽商资料选编》，载有《明处士郑赤山君克深墓志铭》，墓志铭谓："君姓郑，讳思穆，字克深……性无系吝，好周人急……君生弘治癸亥年八月二十六日巳时。"此墓志铭示郑赤山公生于明代弘治癸亥年（1503），结合郑枢扶之序，推测其"精研岐黄"、青囊济世、"以用人急"的年代，约从明代嘉靖元年（1522）开始，迄今已有近 500 年的历史。

3. 郑景岐手抄本《郑氏族谱》

据郑景岐手抄本《郑氏族谱》记载，郑氏医学世系为：郑赤山—郑德孚—郑国器—郑士寰—郑以相、郑以显—郑于丰—郑梅涧—郑枢扶、郑既均。

从以上家乘谱牒及家传医学文献等可知，郑氏医学自明代郑赤山开始，郑梅涧是新安郑氏医学第七代传人。

（二）郑氏喉科学术渊源

清·康熙五十年（1711），郑梅涧父亲郑于丰（时年 20 岁）、叔叔郑于蕃（时年 18 岁）师从流寓江西的闽人黄明生学习"异授"喉科。

郑枢扶《重楼玉钥续编·自叙》、郑承湘《敬题黄河明生先生遗像序》、郑承海《喉科杂症·自序》载有郑氏喉科学术起源的内容。综合三种文献的相关内容，从"恩师黄明生概况""求授喉科的历程""得授喉科的内容""得授喉科后的实践"，分别阐述如下。

1. 恩师黄明生概况

黄明生，字也，里籍福建，流寓江西省旴丰。黄明生先生"家贫业医，咽喉最著"，其有别于通行疗法的"异授"喉科，主要特色是针药并用，疗效迅速。"患者至，先生轻以药石，重以针灸，罔不随手奏效"（郑承湘《敬题黄河明生先生遗像序》），"治验如神，活人甚多"（郑枢扶《重楼玉钥续编·自叙》）。如郑梅涧的祖父郑以相"病阴阳结，慕其道，遂造谒焉。先生一诊视间药之，即平复如初"（郑枢扶《重楼玉钥续编·自叙》）。

江西旴丰是"旴江医学"流派的发祥地。"旴"指江西旴江，古称旴水，现名抚河，流经江西省东部的南丰等十几个县市；"丰"指江西省南丰县。据旴江流域地方志和医学史记载，仅宋、元、明、清四代，旴江流域有医学家约 200 人，著述浩繁，形成"旴江医学"流派。流寓江西旴丰的闽人黄明生，其学术思想和"旴江医学"流派有无渊源关系，尚待进一步研究。

黄明生受业时，其师要弟子"立不传之誓，违之则主乏嗣"。黄明生云："昔先师异人谆诲，言犹在耳，且戒曰：勿授他氏。谓余不信，必绝尔家。"故黄明生"肃然而恐"，认为"异授"喉科的秘本虽"是区区者，天下之公物也"，仍"秘之笈中"，未敢外传。

2. 得授喉科的历程

郑于丰和郑于蕃耳闻黄明生"异授"喉科，医术高明，目睹黄明生"一诊视间"治愈父亲郑以相的喉科危急重症"阴阳结"（喉痹），心中非常敬慕。

中医喉科的急性热病是当时死亡率极高的病种，在中医十三科中，"利济于人，是科为最"，郑于丰、郑于蕃以"济人"为目的，先是向黄明生先生商求传授医术，再是"执弟子礼""具币帛，束金百两，负笈于先生之门"，黄明生因受业时先师的"戒言"和自己所"立不传之誓"，均未首肯。其后，郑于丰、郑于蕃"日复一日"执着请求拜师学习，言辞诚恳真切地表明"济人"的学医目的："今悬先生之秘者，实存济人之念耳。"并对黄明生先生说："如能广以济人即先生自济也，先生何乐而不为焉？请熟筹之。"黄明生鉴于郑于丰、郑于蕃恳切济人之心，为广以济人，俯允传授"异授"喉科。

黄明生先生"年近六旬，果无嗣而殁"。弟子事师，敬同于父，郑氏喉科后裔将黄明生先生之遗像供奉于家祠，"岁时祭祀，以志不忘"。

3. 得授喉科的内容

黄明生课徒历时"越三载"。其理论教学是以其"异授"喉科秘本为主要内容，即"出其书以授"（郑枢扶《重楼玉钥续编·自叙》）；课徒方式是"出书上下二卷读之，外参活法六十有四，变通卦象，口讲指画，以寓神而明之，存夫其人之意焉。"（郑承湘《敬题黄河明生先生遗像序》）

据郑景岐口述相传：黄明生课徒的喉科秘本，即世系相传的家藏手写本《喉口三十六证》，它是《重楼玉钥》的凿本。

4. 得授喉科后的实践

许承尧主编的民国版《歙县志·卷十·方技门》记载："郑于丰，字绥年……暇辄习医，尝于萧沛间^①得喉科善本，遂精其术。"说明郑于丰得到黄明生传授喉科后，积极开展医疗实践，喉科诊疗技术得到很大提高，达到"精其术"的水平。另：《歙县志》此处误将南园喉科的学医渊源作"萧沛间"，而郑枢扶《重楼玉钥续编·自叙》中关于南园喉科的学医渊源的内容，当为最准确和权威的资料。

郑于丰自江西盱丰回到家乡，除自己专心研究和实践外，还命其诸子专心研究，郑枢扶在《重楼玉钥续编·自叙》记载这段历史说："切斋公旋里，命父伯辈咸究心焉。"郑景岐手抄本《郑氏家谱》载郑于丰有五子，郑梅涧行五，郑枢扶所云的"父伯辈"指郑梅涧和他的四个哥哥。《歙县志》郑于丰"遂精其术"和《重楼玉钥续编·自叙》"父伯辈咸究心"的内容说明郑于丰和郑梅涧兄弟五人都参与了《喉口三十六证》一书的研究。

郑梅涧精心研究《喉口三十六证》一书，验之临床，"凡患喉疾实证者依法疗之，无不神效，数十年来，活人甚广"（郑枢扶《重楼玉钥续编·自叙》）；郑梅涧还以《喉口三十六证》为刍本，结合自己的临床经验，撰写了《重楼玉钥》一书。

二、学术特色

（一）命门水火贵阴说

命门学说是中医阐述生命本质、生命之源的理论。命门学说问世后，对于命门位置、形态、肾命关系和功能方面有较多的学术争鸣，促进了临床应用方面的创新和发展。郑梅涧基于中医理论整体体系和临床实践体会，

---

① 萧沛间：萧，古国名，今皖萧县西北，汉属沛郡。

科学理解《难经》"左肾右命门"的主旨，阐发命门学说，自成一家言：以"肾间孔窍命门说"阐微命门的位置和形态；以"命门属肾说"论肾命关系；在命门功能方面，认为命门是"水火发源地"和"祖宗二气、君相二火的通道"。郑梅涧所发微的命门学说，首次使形态结构与功能相适应；发微"命水"功能以指导临床，突出表现为"贵阴"的治疗学思想，如注重养阴治疗"本原不足"的补阴扶阳治则，注重养阴治疗疫病白喉的"养阴清肺学说"和治疗咽喉热病的"辛凉养阴学说"，理论和临床实践相结合，丰富和完善了中医药学理论。

1. 命门学说与争鸣

"命门"一词出自《灵枢·根结》"命门者，目也"，《难经》开创了命门学说；后世医家对命门学说的研究逐渐兴起，至金元，命门学说借相火之论崛起；迨明以降，诸临床医家挥洒发微，使命门学说与临床治疗在互动中发展，在争鸣中不断创新。

后世医家就命门学说进行学术争鸣和发微，集中在"形态""部位""肾命关系"和"功能"四个方面。先贤从不同的视角阐发、补充而形成，并不断发展了命门学说。从形态言，有有形与无形之论；从部位言，有右肾和两肾之间之辨；从肾命关系言，有属肾和独立脏腑之说；从功能言，有主火与非火之争。

命门学说的学术争鸣也使后之学者多有困惑，成为学习中医的难点。郑梅涧虑后学对"命门学说"争鸣的困惑，在《箪余医语》中表述自己的学术观点，向后学答疑解惑。

对诸医家关于命门的学术争鸣，郑梅涧认为，要正确理解对《难经》"命门候于右肾"持否定态度医家的本意。他认为："命门候于右肾，定于秦越人之《难经》，后人非之，则妄矣。然后人之非秦越人右候命门之说，亦未为不是，实未尝以意逆志耳。"强调我们领悟经典时，常常要把自己当作原著的作者，结合自己的切身体会，去领会、推测进而理解原著的内容和主旨。他认为"后人之非秦越人右候命门之说"，有正确的一面，但没有根据中医理论整体的体系及临床实践全面理解秦越人命门学说的主旨。

秦越人之《难经》有关命门的论述如下。

《难经·三十六难》云："肾两者，非皆肾也，其左者为肾，右者为命门。命门者，诸精神之所舍，原气之所系也；男子以藏精，女子以系胞，故知肾有一也。"在《难经·八难》中又有："诸十二经脉者，皆系于生气之原。所谓生气之原者，谓十二经之根本也，谓肾间动气也。此五脏六腑之本，十二经脉之根，呼吸之门，三焦之原，一名守邪之神。故气者，人之根本也，根绝茎叶枯也。"

综合以上《难经》条文可知，秦越人认为命门具有"储精神、系原气"和"生气之原"的功能。故《难经》"命门学说"更强调命门的功能。

郑梅涧重视命门学说，将发微命门学说的内容置于《箧余医语》篇首。"以意逆志"，全面、准确领悟秦越人的"命门学说"，在《箧余医语》中阐述了人体诸气的属性、作用、运行通道、生扶关系，在命门位置、形态、肾命关系和功能方面均有所阐微。

孙一奎、赵献可、张介宾、郑梅涧是明清著名的医学大家，也是命门学说研究的代表人物。他们在命门学说"部位"和"功能"的认识上有所差异，但他们学术思想的共性是都非常重视命门的作用。兹就孙一奎、赵献可、张介宾、郑梅涧研究命门学说的主要学术观点进行比较研究，以探析郑梅涧命门学说学术观点的创新点和特色。

2. 命门位置

《内经》首先提出命门位置的"目为命门说"，《难经》提出"左肾右命"的命门学说后，历代医家对命门位置多有争鸣。概括历代医家的观点，有"右肾为命门说""肾间命门说""胞胎命门说"等。

（1）右肾为命门说

对于《难经》所云"肾两者，非皆肾也，其左者为肾，右者为命门"的理解，晋代王叔和、明代的李梴均认为右肾为命门。晋·王叔和《脉诀琼瑶·脉赋》中说："肾有两枚，分居两手尺部，左为肾，右为命门。"李梴《医学入门·命门赋》指出命门的部位下寄右肾："命门下寄肾右，而丝系曲透膀胱之间，上为心包，隔膜横连脂漫之外，配左肾以藏真精。"

（2）两肾之间为命门说

孙一奎（1522—1619）认为命门的位置在两肾间，提出"肾间动气命门说"。其后，赵献可在《素问·灵兰秘典论》"主不明，则十二官危"的启示下，认为十二官之外，还有一个人身之主，这个一身之主，即是命门。赵献可在《医贯·内经十二官论》中说："命门即在两肾各一寸五分之间，当一身之中，《内经》曰'七节之旁，中有小心'是也，名曰命门，是真君真主，乃一身之太极，无形可见，而两肾之中，是其安宅也。"但赵氏"命门即在两肾各一寸五分之间"之说与《内经》'七节之旁，中有小心'名曰命门"似有矛盾。孙一奎、赵献可的"两肾之间为命门说"对明清两代影响很大，陈修园《医学三字经》，林佩琴《类证治裁》，张路玉《本经逢原》，黄宫绣《本草求真》等均认为命门的部位在两肾之间。

郑梅涧尊崇典籍，全面分析秦越人《难经》论述命门的原文，指出命门位于两肾之间，他在《箑余医语》中说：命门是"两肾中间一穴"，"命门一穴在两肾中间"。

（3）胞胎命门说

明代张介宾（1563—1640）将命门位置释为在女子则为产门，在男子则为精关，他在《类经附翼·求正录·三焦包络命门辨》中说："肾两者，坎外之偶也；命门一者，坎中之奇。以一统两，两而包一。是命门总乎两肾，而两肾皆属命门。故命门者，为水火之府，为阴阳之宅，为精气之海，为死生之窦。"张介宾认为命门的位置在"子宫"及"子宫之门户"，位于两肾之间，后世称之为"胞胎命门说"。

3. 命门形态

命门的形态有形与无形之论。

（1）命门无形论

明代孙一奎基于《难经·八难》所说的"肾间动气"说，倡导"命门无形论"。他在《医旨绪余·命门图说》中云："越人亦曰：'肾间动气者，人之生命，五脏六腑之本，十二经脉之根，呼吸之门，三焦之原。'命门之意，盖本于此……命门乃两肾中间之动气，非水非火，乃造化之枢纽，阴阳之根蒂，即先天之太极。"认为命门是两肾中间存在着的一种元气发动之机，是一种生生不息、造化之机枢而已，不是一个具有形质的脏腑。

（2）命门有形论

大多数学者基于《难经·三十九难》"肾两者，非皆肾也，其左为肾，右为命门"，认为《难经》以肾为命门，是为有形。明代张介宾认为命门为子宫，为精室，亦为有形。《类经附翼·求正录·三焦包络命门辨》云："子宫之下有一门，其在女者，可以手探而得，俗人名为产门；其在男者，于精泻之时，自有关拦知觉。请问此为何物？客曰：得非此即命门耶？曰：然也。"《质疑录》又进一步指出："命门居两肾之中，而不偏于右，即妇人子宫之门户也。子宫者，肾脏藏精之府也。"

郑梅涧尊崇典籍，全面分析秦越人《难经》论述命门的原文，从临床应用的视角，结合自己实践，指出命门的"形态"属有形，命门是两肾之间的孔窍。他说："命门一穴在两肾中间。""两肾中间一穴……先天元阳氤氲之一气，乃由此窍偏达右肾。"文中"穴"与"窍"结合理解，"穴"非腧穴，而是孔窍，孔窍位于两肾中间。

与孙一奎、赵献可等医家的观点比较，郑梅涧关于命门形态的"肾间孔窍说"明确指出了命门的形态学特征，具有形态与功能相适应的特点。

4. 肾命关系

（1）《难经》功能说

《难经》"左肾右命门说"的内涵是按功能分类，主要表达左右的阴阳属性。《素问·阴阳应象大论》"左右者，阴阳之道路也"，表述了古代阴阳运动的规则，左阴右阳。其后的刘完素"命门小心说"、张介宾"独立于五脏六腑之外的先天脏器说"，已与《难经》肾命关系的本义有根本的区别。

（2）"君主命门"说

赵献可提出"君主命门"说。《医贯》认为，命门位居两肾中间，独立于肾脏之外，是主宰十二官的"真君真主"，其功能位于五脏六腑之上，为"主宰先天之体"，有"流行后天之用"。故赵献可肾命关系的内涵是：命门已成独立之脏，且为十二官之上的"真君真主"，统帅肾脏。

（3）肾属命门说

明·张介宾认为"两肾皆属命门"。张介宾《类经附翼·求正录·三焦包络命门辨》中说："肾两者，坎外之偶也；命门一者，坎中之奇也。以一统两，两而包一。是命门总乎两肾，而两肾皆属命门。故命门者，为水火之府，为阴阳之宅，为精气之海，为死生之窦。"此说旨在强调命门的重要性。张介宾的肾命从属关系与郑梅涧观点相左。

（4）命门属肾说

郑梅涧认为命门属肾。他基于中医理论的整体体系，源于临床治疗实践，全面理解秦越人命门学说的主旨，提出"肾命关系"的"命门属肾"观点，符合中医经络学说和脏腑学说的整体框架。

5. 命门功能

历代医家对命门的功能多有阐发，按功能与临床治疗特色相关的观点分类，可以分为"命门相火说""命门阴阳水火说""命门水火说"。

（1）命门相火说

《素问·生气通天论》曰："凡阴阳之要，阳密乃固。"赵献可宗此就命门功能提出"命门相火说"。赵氏认为命门在人体生命活动过程中，起主要作用者，乃命门内具之相火。他把相火比喻人体的命门，认为人体五脏六腑之所以能发挥正常作用，依赖于命门相火的作用，充分反映出赵氏对命门的重视，认为它是人身之至宝，是生命活动之源。对于命门水火的作用，赵氏更强调火的作用，人体生机之盛衰与命门之火的强弱关系重大，故养生、治病重在养命门之火。

孙一奎就命门功能提出"命门无寄相火说"。孙氏论君相之火，认为天人均有君相之火，而在人之君火属心，相火寄于包络、三焦，是属于正火范围，而肝肾之火则为贼火，从正邪角度将其加以区分。

（2）阴阳水火说

张介宾认为命门的功能"为元气之根，为水火之宅，五脏之阴气非此不能滋，五脏之阳气非此不能发""命门与肾，本同一气"，从而将先天阴阳水火集于命门。但对命门阴阳的贵贱先后仍是"阳贵阴贱、阳先阴后"。《类经附翼·求正录》云："凡通体之温者，阳气也；一生之活者，阳气也；五官五脏之神明不测者，阳气也。得阳则生，失阳则死；阳惟畏其衰，阴惟畏其盛。"

（3）命门水火说

郑梅涧源于《内经》阴阳学说的阴阳平衡观，倡"命门水火说"。郑梅涧领悟秦越人《难经》"储精神、系原气、生气"的命门学说精华，基于肾命关系，在秦越人命门有"储原气"功能的基础上，将"生气"功能进一步发微，认为命门是水火发源地。《篆余医语》指出："命门……其原气之动者，偏阳，属右肾，动而阳也，则蕴煜而热，是为生火之原；其原气之静者，偏阴，属左肾，静而阴也，则沉静而冷，是为生水之原。"郑梅涧认同秦越人的命门储原气说，文中两个"其"字均指命门，"其原气"，说明原气储于命门。

郑梅涧将秦越人命门"生气之原"说，进一步发微为命门是水火的发源之地。他以阴阳学说和肾命关系为基础，认为命门所储"原气"的功能按"静"与"动"分"阴"与"阳"。右肾司命门原气之"阳"，左肾司命门原气之"阴"，命门分别为"生火之原"和"生水之原"。"原"者"始、起源"也，"生火之原"和"生水之原"说明命门是产生"火""水"的发源地、起始地。

郑梅涧"命门水火说"与"命门相火说"比较，增加了"命水说"，说明郑梅涧注重命水，为其临床治疗注重养阴的"贵阴"思想提供了理论基础。

（4）命门通道说

形态结构与机能相关，郑梅涧认为命门为"肾间孔窍"，具有"通道"的功能：命门是祖、宗二气，君、相二火升降运行的通道。

郑梅涧在《箧余医语》指出：先天之"祖气"和后天之"宗气"是相因互根的关系，君火、相火借原气、宗气以"运用化育"。他说："人身二气相因，互为生生之本；二火无体，即因于二气以为运用化育之端倪。是以先天之祖气（即原气、始气也），资生于后天之宗气（即大气、胃气也），以深其源；后天之宗气，必借先天之祖气，以神其化。"

中医认为，气是构成人体的基本物质，如《素问·宝命全形论》云："天地合气，命之曰人。"《箧余医语》将人体繁芜诸气提纲挈领地分为先天、后天之气，将先天之气称"祖气"，以与后天之"宗气"对应。祖气、宗气的名称、内涵和意义如下。

"祖气"是道教医学术语，是道家对生命起源的认识。"祖"从"示"，与祭祀、宗庙有关，本义为"祖庙"，引申为"初，开始，起源"。道教认为万物因气而化生，万物的来源为"祖气"，故"祖气"为人体生命起源之气。道教的"祖气"即中医学的"原气""始气"。

"宗气"首见于《内经》，共出现了 8 次，分别见于《素问·平人气象论》《灵枢·邪气脏腑病形》《灵枢·邪客》《灵枢·刺节真邪》四篇之中。另外，《灵枢·五味》所云"其大气之搏而不行者，积于胸中，命曰气海"中的"大气"，也是指宗气。"宗"是会意字，从宀、示；示为神祇；宀为房屋。在室内对祖先进行祭祀称"宗"。《说文》云："宗，尊祖庙也。"故先有"祖"而后有"宗"。

祖气的意义：《篕余医语》不用中医学术语"原气"表示先天，而是用祖气称之，如："先天之祖气（即原气、始气也）。"郑梅涧不用"原气"为先天之气的总名，而是用"祖气"冠之，有三方面的意义。

首先，从文字字义理解，"祖"与"宗"有先后的关系，先天之"祖气"与后天之"宗气"对应，可见郑梅涧文字功底深厚。

其次，"祖气"是道教医学的术语，其本意为人体生命起源之气，郑梅涧将道教医学内容与中医有机结合，推知郑梅涧博览群书，深谙道家医学三昧。从《重楼玉钥》一书的命名、手写本道家医著《灵药秘方》亦可佐证。

再次，古今中国人均极其重视祖宗，以"祖""宗"分称先天之气和后天之气，体现郑梅涧对先天之气、后天之气重要程度的认识。重视祖宗二气，及其"生殖孕育学说"、辨证"十二字审证学说"、"补阴扶阳准则"（见后），均是郑梅涧学术思想重视命门，重视先天、后天的具体体现。

郑梅涧认为，命门之孔窍具有通行诸气的通道功能，命门可通达督脉、任脉、左肾、右肾、胃、三焦等。《篕余医语》指出："盖两肾中间一穴，后通督脉，前通任脉，而先天元阳氤氲之一气，乃由此窍偏达右肾，而上蒸于三焦，即相火也。祖气潜于髓海，由命门达于精血之海，则下焦是也。""三焦之气，根于原气，而原气实由命门而达。"

6. 临床应用

《难经》提出"命门学说"，命门学说的研究至明代达到高潮，有关命门形态、位置、功能研究进入多元化的新阶段（表1）。关于阴阳的贵贱先后，形成了不同的医学流派：持"贵阳贱阴、阳先阴后"学术观点的医家，形成了温补医学流派；以朱丹溪为代表的医家持"阳有余阴不足论"，形成了滋阴降火派；明代张介宾从阴阳的互根互用立论提出"阳非有余阴常不足"的论点，重视命门元气，倡导滋阴养阳；郑梅涧重视命门水火，基于疫病和咽喉诸风病邪的性质，注重扶阳与养阴的关系，养阴而无苦寒，治则方药体现了"贵阴"的学术思想。

表1　历代医家命门学说之形态、部位、功能、肾命关系、临床特色比较

	形态	部位	功能	肾命关系	临床特色
秦越人《难经》	有形	右肾	储精神，系原气，生气之原		
孙一奎《医旨绪余》	无形	肾间动气	系原气，生生之根，无相火	孕育生命	反对滥用寒凉，倡温补
赵献可《医贯》（1617）	无形	肾间	先天真火，人生立命之本	命门是君主，主宰十二官（含肾）	重命火
张介宾《类经附翼》《景岳全书》	有形	精室胞胎	主先天阴阳水火精血，为五脏六腑之本，人身之门户	肾属命门	重视温补真阴真阳，为温补派代表
郑梅涧《箧余医语》	有形	肾间孔窍	水火发源地，气火通道	命门属肾	基于命水，注重养阴

（1）孙一奎

孙一奎"命门无寄相火说"，仍是重视相火，只是相火寄于包络、三焦而已。故其"肝肾命门无相火"的观点，是用以反对一些医家滥用寒凉之剂滋阴降火，损伤命门动气的弊端；临床注重命门、三焦元气的保护，论

治重视三焦的温补，后世学者将其归属于温补派医家。

（2）赵献可

赵献可"命门相火说"认为，真水真火只能虑其不足，不能虑其有余，因为命门水火是人体生命活动能力的根源，是先天之本。所以，只能虑其虚。水火之间，水为火之根。因此，补火当于水中求火，即在阴中求阳，使阴生阳长。对于命门水火的作用，赵氏更强调火的作用，认为相火在人身中是起决定性作用的，应当时刻保护，不能任意戕伐。对于命门先天水、火不足的治疗，不是补水，就是补火。荐用崔氏八味丸与钱乙所制的六味地黄丸，认为是补真火、真水的主方。

（3）张介宾

张介宾用命门"阴阳水火说"指导临床，认为命门病证病理上多表现为真阴虚损、命门火衰；治疗上注重温补真阴真阳，倡导"阴中求阳""阳中求阴""精中生气""气中生精"；创制了左归丸、左归饮、右归丸、右归饮等系列命门病主方，仍属温补的范畴。张介宾推动了命门学说的发展，为其温补学说奠定了理论基础，后世称其为温补派的代表。

（4）郑梅涧

郑梅涧用其命门学说的学术观点指导临床，具体体现在建立辨证纲领、真阳生扶法、疫病和咽喉热病的治法方面。

辨证方面，父母的禀赋（元元阳）、后天水火的盛衰与"本质厚薄"密切相关，郑梅涧将"本质厚薄"作为其临床辨证的基本纲领之一。

临床治疗方面，郑梅涧重视"命火"的作用，认为"元阳为后天生生之柄"。对于命门水火的生扶，更重视"命水"的功能，治疗更强调养阴。具体体现在真阳的生扶方面，提出"真阴存养真阳说"；根据真阳的微弱程度，仅用"扶真阴法"即可以使真阳自生，"先养阴、再扶阳"的"水火渐培"法以渐培真阳（见"临床经验"的儿科学部分）；治疗白喉的"养阴清肺学说"（见"学术思想"的"养阴清肺学说"一节）、治喉风的"辛凉养阴学说"（见"学术思想"的"辛凉养阴学说"一节），均强调养阴。

清朝中叶，疫病白喉和咽喉热病是常见危重疾病，郑梅涧在前贤的基础上，全面理解命门水火功能，并从其医疗实践出发，依据这些疾病中人体阴阳失调的病机特征，临床治疗重视"命水"，建立了以养阴为特色的系列方法。"养阴"治则、"贵阴"思想，特色鲜明，是新安医学郑氏喉科学术流派的代表。

（二）生殖孕育学说

中医儿科学是中华民族千万年来小儿养育和疾病防治的经验结晶，有着独特的理论和实践体系。

郑梅涧是中医喉科著名医家，在中医儿科学术领域亦颇多建树，他继承家先辈"世传喉科兼理大小方脉"的衣钵，以其渊博的中医基础理论和丰富的临床经验，在儿科基础理论、诊断和治疗方面，都有独到发挥。特别是生殖孕育学说、阴阳学说、补阴扶阳准则的理论发微，值得进一步研究。

中医儿科学研究小儿的起始时间，是以胎儿期为肇端（西医为新生儿期）。胎儿虽属先天，但奠立一生之基，《周易·系辞》认为天地造化万物，男女阴阳相合产生生命。所谓"天地氤氲，万物化醇；男女媾精，万物化生"。《灵枢·决气》对胎孕的生殖理论阐述说："两神相搏，合而成形。"《灵枢·经脉》还记载妊娠后胎儿发育情况："人始生，先成精，精成而脑髓生，骨为干，脉为营，筋为刚，肉为墙，皮肤坚而毛发长。"

郑梅涧在此基础上，对胎儿期的生殖孕育学说有所发微，进一步提出了胎儿期生理的生殖孕育三要素，即：①父母"阴阳二精"；②母亲的"气血"；③胎儿的"元阳、元阴"。郑梅涧认识到：胚胎形成于"父母阴阳二精妙合"，生成"人自有生之初"（胚胎）。母亲的气血精华养育胚胎，是胎儿发育的物质基础。胚胎中的元阳、元阴"运用不息",使"心身脏腑"不断成长,直至发育完善。郑梅涧所论胚胎形成及胎儿发育的物质基础,和现代科学有着惊人的相似。

郑梅涧论曰:"人自有生之初,秉父母阴阳二精妙合而凝。因母气血,以亭其毒,其初只是一团水耳。其水中却有温热之气,运用不息,即地二之真火。心身脏腑,皆以此水火肇基,是即所谓元阳(地二之火)元阴(天一之水)也。"

文中"亭""毒"语出《老子》:"长之育之,亭之毒之,养之覆之。"一本作"成之熟之"。高亨正诂:"'亭'当读为'成','毒'当读为'熟',皆音同通用。"后引申为养育、化育。

郑梅涧认为,胎儿期生殖孕育三要素和小儿出生后各期(新生儿期、婴儿期、幼儿期)临床辨证,均有着密切的关系。他在《箧余医语》中把"父母阴阳二精"、母亲的"气血"称作"禀赋""赋质"。郑梅涧十分重视父母阳气的重要,称之为"元元阳",认为婴童的"后天生生之柄,实操于元元阳"。如《箧余医语》谓:"禀于父母阴精阳气之本原不足,则水火由来本薄,而后天生生之柄,实操于元元阳。"郑梅涧还认为,生殖孕育三要素的强弱,关乎胎儿出生后的选方遣药。

(三)脉诊学术思想

脉诊是中医望闻问切四诊中的重要组成部分。郑梅涧基于脉诊典籍、结合临床实践,在寸口脉诊的"诊脉法""诊脉指力分级""脉部候配脏腑"和"脉位候配脏腑"四个学术领域,均有所创新或发微。诊脉方法创"三法参伍说";诊脉指力创"菽权八级诊脉法";发微脉部分候脏腑的理论基础为"候脏腑经络说",倡导大小肠候寸;倡导并阐微寸口脉位"腑浅脏深说"。郑梅涧在脉学领域的创新与发微,为提高临床诊断准确率和完善中医脉学理论,做出了较大贡献。

1. 脉诊的演变及基本理论与方法

脉诊在我国有悠久的历史，它是我国古代医学家长期医疗实践的经验总结。中医脉诊理论在寸关尺三部分候何种人体信息，特别是寸口脉"候脏候腑"的认识、诊脉指力分级和诊脉法方面，曾经历不同学术观点的争鸣，有着不断发展完善的过程。

《内经》《难经》和《脉经》是中医脉诊理论发展的重要著作，也是明清医家必读的医学典籍，故可作为研究郑梅涧脉诊学术思想创新点的纵向比较标杆。

（1）《内经》奠定寸口脉诊的基础

在脉学发展史上，《内经》是中医脉学形成和发展的重要典籍。书中有关脉学理论及诊脉方法的专论，见于《玉版论要》《脉要精微论》《平人气象论》《玉机真脏论》《三部九候论》《论疾诊尺》等篇，内容涉及脉诊方法、时间、部位及脉学的生理、病理变化等诸多方面。

《内经》所载诊脉的部位和方法，主要有遍诊法（十二经脉标本脉法、三部九候脉法）和寸口脉法，还有尺肤诊、色脉诊、色脉尺诊等望诊与切诊相结合的诊法。

《内经》最早提出并详述独取寸口的依据。《素问·五脏别论》云："五脏六腑之气味，皆出于胃，变见于气口。"《灵枢·四时气》指出："气口候阴。"阴主内，气口（寸口）这个部位的脉象"主内"，可以了解五脏六腑的变化，对寸口脉学理论的后世发展起了奠基作用。

《内经》构建寸口脉候分配脏腑理论的雏形。《素问·脉要精微论》云："尺内两旁则季胁也，尺外以候肾，尺里以候腹中。中附上，左外以候肝，内以候膈，右外以候胃，内以候脾。上附上，右外以候肺，内以候胸中，左外以候心，内以候膻中。前以候前，后以候后，上竟上者，胸喉中事也，下竟下者，少腹腰股膝胫足中事也。"指出左、右手太阴经脉之"寸口部位"可以诊察肝、心、脾、肺、肾等五脏及胃腑的脉象，并将五脏和胃的诊候而分配于左、右手的寸、关、尺各部。

清代《医宗金鉴·四诊心法要诀》认为："前以候前"指关前，即寸部；"后以候后"指关后，即尺部。上竟上，下竟下，指脉来上尽于鱼际，下尽于尺泽的意思。按照这样的解释，原文中所说的以寸、关、尺三部来表示配候脏腑部位是：左寸候心与膻中；右寸候肺与胸中；左关候肝与膈；右关候脾与胃；左尺候肾与腹中；右尺候肾与腹中。除了寸、关、尺三部分候脏腑外，整个寸口脉是以上、中、下的部位分别配候上、中、下三焦，即上到包括胸、喉，下到包括腰、股、膝、胫、足为止。

1964年，全国中医教材会议审定的《中医诊断学》讲义，宗《内经》本义，采众家之长，明确寸脉候为：左寸候心与膻中，左关候肝与胆，左尺候肾与小腹，右寸候肺与胸中，右关候脾与胃，右尺候肾与小腹。这种分法体现了上（寸部）以候上，中（关部）以候中，下（尺部）以候下的原则。

《内经》寸口脉的脉候匹配原则：其原则是"前以候前，后以候后；上竟上，下竟下"。

评价：《素问·脉要精微论》提出寸口分候脏腑的理论，人体的五脏六腑各有了相应的脉诊部位，仅诊察寸关尺就可以了解全身脏腑气血虚实盛衰、邪气所居等情况。《素问·脉要精微论》中对于六腑的分候只论述了"胃腑"，并将其诊候分配于右脉寸口关部，未论及大肠、小肠、三焦、胆、膀胱五腑。

《内经》"前以候前""后以候后"奠定了寸口"候脏"的原则；"候腑"由于学术流派的不同，以《难经》《脉经》《医门法律》和《医宗金鉴》等医著为代表开展争鸣。

（2）《难经》

《难经》传为东汉秦越人（扁鹊）所作，其中一难至二十二难专论脉诊。学术界新近的研究认为，《难经》是扁鹊脉法的阶段性总结。其首先倡立"独取寸口"诊脉法，将寸口分为寸关尺三部。

《难经·一难》云"寸口者，脉之大会"，又是"五脏六腑之所终始"，故诊脉部位独取寸口，并将寸口分为寸关尺三部。《难经·十八难》指出："三部者，寸关尺也，九候者，浮中沉也。"《难经·二难》云："从关至尺，是尺内，阴之所治也；从关至鱼际，是寸口内，阳之所治也。"

《难经》寸口候腑的观点是"大小二肠候寸"。朱文锋主编的全国高等中医院校统编教材《中医诊断学》总结《难经·十八难》的内容认为，《难经》脉候的匹配原则是左寸口脉的寸候心、小肠，关候肝、胆，尺候肾、膀胱；右寸口脉的寸候肺、大肠，关候胃、脾，尺候肾、命门。朱文锋解释："大小肠配心肺，是表里相属；右肾属火，故右尺亦候命门。"

（3）《脉经》

魏晋医家王叔和所著《脉经》是我国第一部脉诊专著，发展并完善《难经》"独取寸口"诊脉法，创立寸关尺三部的"脏腑分候定位学说"，即左手依次候心小肠、肝胆、肾膀胱，右手依次候肺大肠、脾胃、肾三焦的脏腑分配观点，完善了独取寸口脉法的理论与方法。与《难经》比较，其差异点是右手尺部脉候不同，《难经》为"命门"，《脉经》为"三焦"。

《脉经》的脉候匹配原则：《脉经》寸口与脏相应的匹配原则与《内经》《难经》相同，脏以"上竟上，下竟下"配；候腑为"大小肠候寸说"。

（4）《医门法律》

《医门法律》为清·喻嘉言所著，其遵元·滑寿"尺部候大小二肠"说。

喻嘉言反对"大小肠候于寸部"，其《医门法律》云："五脏定位原不殊，但小肠当候之于右尺，以火从火也。大肠当候之于左尺，以金从水也。

三焦属火，亦候于右肾。膀胱属水，亦候于左肾。一尺而水火两分，一脏而四腑兼属，乃天然不易之至道。"喻嘉言认为脏腑相络只可言病机，不可用于寸口脉部分候，其曰："心与小肠同诊，肺与大肠同诊，有识者咸共非之。只以指授无人，未免姑仍其陋。毋亦谓心之脉络小肠，小肠之脉络心；肺之脉络大肠，大肠之脉络肺，较他腑之不相络者，此为近之耶。不知此可以论病机，如心移热于小肠，肺移热于大肠之类，不可以定部位也。部位之分，当求详于《素问》，而参合于《灵枢》。"喻嘉言还说：《内经》"上竟上"的内容，后人谁不读之？只以六腑茫无所属，不如叔和之《脉经》显明，是以自晋至今，几千年江河不返也。不知尺外以候肾，尺里以候腹，二语已尽其义，何自昔相传之误耶？参之《灵枢》面部所主，五脏六腑，兼统无遗，更何疑哉？

喻嘉言是清初三大名医之一，其关于脉诊的理论和依据《内经》理论对王叔和《脉经》的激烈批判，对《医宗金鉴·四诊心法要诀》的编撰有较大的的影响，也使郑梅涧时代的中医业者无所适从。

（5）《医宗金鉴》

乾隆皇帝诏令太医院右院判吴谦主持编纂一套大型的医学丛书，1742年，以武英殿聚珍本与尊经阁刻本印行，在全国推广，影响巨大。1749年即被定为太医院医学教育的教科书。《四诊心法要诀》是《医宗金鉴》丛书之一，其脉诊的观点代表了清代最高学术水平。

《医宗金鉴》持"尺部候大小二肠"说如下。

《医宗金鉴·四诊心法要诀》云："右寸肺胸，左寸心膻。右关脾胃，左肝膈胆。三部三焦，两尺两肾，左小膀胱，右大肠认。"讲述了左右两手寸、关、尺分别配候脏腑的方法：右手寸部候胸中、肺；左手寸部候膻中、心；右手关部候胃、脾；左手关部候膈胆、肝。左尺候小肠、膀胱肾，右尺候大肠膻中肾。按照这种配候脏腑的方法，五脏各配一个脉的部位，只是肾处在左右两尺。

《四诊心法要诀》寸口脉"候腑"为"大小肠候尺说"，其学术观点具有权威性和导向性。故《医宗金鉴》是了解郑梅涧时代的中医对寸口脉诊认识的重要文献，也是横向比较研究郑梅涧脉诊学术思想的重要标杆。

2. 寸口脉候"脏腑经络说"

郑梅涧在研读《内经》《难经》《脉经》等脉诊典籍和临床实践的基础上，用寸口脉候"脏腑经络说"解释"大小肠候寸"和"大小肠候尺"争鸣的理论渊源；《篁余医语》还通过"大小肠""三焦"的脉候阐述，倡"大小二肠候于上部"，丰富了寸口脉学的基础理论。

（1）《篁余医语》寸口脉候的观点

郑梅涧在《篁余医语》开篇即阐述了寸口脉的脉候匹配、切脉指力和正常脉象。

左寸：表以候小肠，里属心与包络，先以轻手轻得之，是小肠表也；后以重手得之，如六菽之重取之，是心，里也。心主血脉，位在肺下，接至血脉而得者为浮，稍加力，脉道粗大为大；又稍加力，脉道润软为散，此乃浮大而散，不病之脉也；若见于皮肤之间，则浮矣；见于筋骨之分，则沉矣。

左关：属胆于表，候肝于里，先轻手得之是胆，表也；后重手如十二菽之重取之，肝也，里也。肝主筋，位在脾下，按至筋平，脉道如挣弦者曰弦；脉迢迢然，出于指外均长，此弦长不病之脉；若不出于筋上，见于皮肤血脉之间，则浮矣；入于筋下，见于骨上，则沉矣。

左尺：表属膀胱，里候肾，先轻手得之是膀胱，表也；后以重手如十五菽之重得之，是肾，里也。肾主骨，位在肝下，按至骨上得之力沉；又重手按之，脉道无力为濡；举指来疾流利者为滑，此乃沉濡而滑，不病之脉；若出于骨上，见于皮肤血脉筋肉之间，则浮矣；入至骨内，则又沉矣。

右寸：表候大肠，里候肺，先以轻手得之，是大肠，表也；后以重手如三菽之重得之，是肺，里也。肺主皮毛，位居最上，接至皮毛得者为浮；稍加力，脉道不利为涩，又稍加力，脉道缩入关中，上半指不动，下半指微动，为短，此浮涩而短，不病之脉；若见于皮肤之表，则浮矣；入于血脉肌肉之分，则沉矣。

右关：表候胃，里属脾，轻手得之，胃也，表也；后重手如九菽之重得之，脾也，里也。脾主肌肉，位在心下，按至肌肉，脉如微风，轻杨柳梢者，为缓；又稍加力，脉过敦实为大，此缓大不病之脉也；若见皮毛之间，出于肌肉之上，则浮矣；入于肌肉之下，见于筋骨之分，则沉矣。

右尺：表为三焦，里为命门，先轻手得之，三焦也，表也；后以重手如十六菽之重取之，命门也，里也。命门属相火，气与肾通也。

从上文可知，郑梅涧的观点为大肠、小肠分别候于右手和左手的寸部，即"大小二肠候寸说"。

（2）寸口脉候学说比较

郑梅涧的寸口脉候脏腑学说是："左寸表以候小肠，里属心与包络。""左关属胆于表，候肝于里。""左尺表属膀胱，里候肾。""右寸表候大肠，里候肺。""右关表候胃，里属脾。""右尺表为三焦，里为命门。"通过历代医学著作中的寸口脉候脏腑说法加以比较，探析"寸口分候脏腑"学说发生发展沿革、要点及其实质，可以清晰认识郑梅涧的寸口"脉候脏腑经络说"学术特色。

朱文锋教授主编国家十一五规划教材《中医诊断学》，用表格"寸口与脏腑相应的几种说法"表述寸口脉诊分候，直观易懂。我们在此基础上，将《箧余医语》等脉学著作中的"寸口与脏腑相应"的几种说法列表比较（表2）。

表 2　历代脉学著作寸口与脏腑相应的几种说法比较

寸口脉	寸		关		尺	
	左	右	左	右	左	右
《内经》	心—膻中	肺—胸中	肝—膈	胃—脾	肾—腹中	肾—腹中
《难经》	心	肺	肝	脾	肾	肾
	小肠	大肠	胆	胃	膀胱	命门
《脉经》	心	肺	肝	脾	肾	肾
	小肠	大肠	胆	胃	膀胱	三焦
《医宗金鉴》	心	肺	肝	脾	肾	肾
	膻中	胸中	胆膈	胃	膀胱小肠	大肠
《箧余医语》	小肠	大肠	胆	胃	膀胱	三焦
	心与包络	肺	肝	脾	肾	命门

郑梅涧《箧余医语》"寸口与脏腑相应"具有以下特点：

①脏以《内经》"上竟上"法配，腑以经络表里配，补入心包络。②"大小二肠"候于寸部；此与《难经》《脉经》相同，与喻嘉言《医门法律》、吴谦《医宗金鉴》不同。③三焦候于右尺，与《脉经》相同。

（3）郑梅涧脉候脏腑经络说

郑梅涧在《箧余医语》中，通过分析"大小二肠候寸"代表人物王叔和与"大小二肠候尺"的代表人物喻嘉言的学术观点，指出了两位医家学术观点的理论基础。

《箧余医语》云："王叔和以手之腑脏，候于上部；以足之腑脏，候于下部。虽大小二肠之腑，质居于下，而其经络，实属于手，出于上部。今诊太渊一脉，原以百脉皆朝宗于肺，又候大肠、小肠二腑于心、肺二脏，不惟表里相因，而其脉络，亦实在于上部，固亦不惟无理。自喻嘉言据

《内经》之言①，以大破其法。细思亦自有条有理，后人亦共恪遵。"文中王叔和"以手之腑脏，候于上部；以足之腑脏，候于下部"，文意见于《脉经》。喻嘉言"据《内经》之言，以大破其法"，见于清·喻嘉言《医门法律·卷一·明切脉之法》（1658年）。

郑梅涧就王叔和、喻嘉言两位医家关于"大小肠""三焦"脉部定位的学术争鸣，在《箑余医语》中阐述己见，提出"寸口候脏腑经络"说，以解释两种学说的理论源流。《箑余医语》谓："近思诊脉，大小二肠之'经'，脉必候于两寸，而大小二肠之'腑'，脉必候于两尺……如此却有至理也。"郑梅涧进一步解释说："虽大小二肠之腑，质居于下，而其经络，实属于手，出于上部。"

郑梅涧用中医的经络学说与脏腑学说解释了"大小二肠候寸、候腑"两种学术观点的理论基础，其要点有三方面的内容。

其一，"大小二肠候于两寸"源于《难经》，基于经络学说。郑梅涧所云寸口腑脉分候的"大小二肠之'经'，脉必候于两寸"，文中'经'，是指经络学说中十二经之手阳明大肠经、手太阳小肠经。是基于中医的经络学说进行寸口脉候匹配，该学说源于《难经》。

新近，中国科学院自然科学史研究所丁元力先生研究结论认为："《难经》并不是解释《内经》中疑难问题的著作，它与《内经》一样，也是我国古代早期医学著作之一。疑系'扁鹊学派'体系。"也就是说，《难经》与《内经》系不同的脉学学术流派，同为中医脉诊理论奠基性典籍。这从根本上改变了"《难经》是解释《内经》中疑难问题的著作"这一传统观点。

其二，"大小二肠候于两尺"源于《内经》，基于脏腑学说。《箑余医

---

① 喻嘉言据《内经》之言:《内经》理论认为，六腑泌别清浊，大小二肠属腑，质重容浊。故喻嘉言认为大小二肠不能位于寸部表位。

语》谓"大小二肠之'腑',脉必候于两尺",文中'腑',指脏腑学说五脏
六腑之"大小二肠",理论源于《内经》,基于《内经》的脏腑学说。

其三,《内经》《难经》的脉诊流派及理论基础不同。《内经》的脉诊理
论基础是基于脏腑学说。《素问·五脏别论》说:"气口何以独为五脏主? 岐
伯曰:胃者,水谷之海,六腑之大源也。五味入口,藏于胃,以养五脏气,
气口亦太阴也。是以五脏六腑之气味,皆出于胃,而变见于气口。"该段经
文阐明了"气口独为五脏主",可候"五脏六腑之气味"。其寸口脉候"前
以候前,后以候后;上竟上,下竟下"配。

《难经》脉诊学说是源于"扁鹊流派",《难经》的脉诊理论基础是基于
经络学说。《难经·一难》曰:"十二经皆有动脉,独取寸口,以决五脏六腑
死生吉凶之法,何谓也? 然:寸口者,脉之大会,手太阴之脉动也。"说明
寸口是"脉"之大会,故《难经》独取寸口的机理为基于经络学说。

曾高峰研究认为:"从学术发展规律分析,诊脉部位从十二经脉遍诊法
到三部九候诊法,再到人迎寸口诊法,最后到独取寸口诊法的脉学,是由
繁至简的发展过程。""四种诊脉法并非一种方法消失后,另一种方法才出
现,而是数种诊脉法逐渐交替发展。"同理,寸口诊法的脉学也是由不同学
术流派逐渐交替发展而完善的。

郑梅涧是临床针灸大家,精通经络学说。他以中医"脏腑经络说"解
释寸口脉诊三部配应腑脏,科学解释了大小二肠候寸、候尺的学术争鸣。
郑梅涧认为,寸口腑脉分候的大小二肠"脉必候于两寸",是基于中医的经
络学说进行寸口脉候匹配:"大肠""小肠"以其与"肺""心"经的表里关
系,候于两寸;大小二肠之"腑",脉必候于两尺,是基于中医的脏腑学说
进行寸口脉候匹配:六腑之"大小肠",以其在躯体的位置,候于两尺。

郑梅涧倡大小二肠候寸说。《篁余医语》云:"虽大小二肠之腑,质居于
下,而其经络,实属于手,出于上部。"郑梅涧倡大小二肠候寸说的理论基

础是基于《难经》以经络表里配以候腑。中医脏腑关系的理论认为，脏与腑是表里关系，并由其经脉互为络属。经络是人体气血运行的通路，它内通脏腑，外连四肢肌肤骨节，把全身构成一个有机整体。以经络学说认识六腑的寸口定位，体现了十二经的互为表里的关系，符合脉诊发展源流及丁元力先生研究《难经》的结论。

3. 寸口脉位"腑浅脏深说"阐微

寸、关、尺各部的浮候和沉候的不同，分别反映腑与脏的情况。郑梅涧按照诊脉"浮外候腑""沉内候脏"的经验，在《箫余医语》中倡导脉位"腑浅脏深说"，并在理论上予以阐微。

通过对《内经》《脉经》及《箫余医语》中寸口脉脉位及其理论基础的文献进行比较研究，可以清晰理解郑梅涧倡导脉位"腑浅脏深说"的理论意义和临床实践价值。

（1）郑梅涧论寸口脉位"腑浅脏深说"

在脉诊学说的脉位匹配方面，郑梅涧诊脉"浅以候腑""深以候脏"，倡导"腑浅脏深论"，并从理论上分析，"腑浅脏深论"的理论是基于脏腑表里相关，基于《内经》的整体学术体系。

郑梅涧《箫余医语》持脉轻重分八级，"浮外候腑""沉内候脏"，即脉之浅位候腑，脉之深位候脏。《箫余医语》认为，腑脉位于脉之浅部，脏脉位于脉之深部。如"左寸表以候小肠，里属心与包络"，此"表"即脉之浅部，"里"即脉之深部。

（2）脉诊经典著作关于脉位的不同说法

回顾脏腑脉位学术争鸣，主要有《内经》《脉经》《太素脉秘诀》《医门法律》等著作。

①《内经》：《内经》没有明示寸口脉所候脏腑的脉位。《素问·脉要精微论》中，仅指出胃脉位于右关脉之浅部，脾脉位于右关脉之深部，其余

腑脉没有提及。

②《脉经》:《脉经》寸口脉的脉位分配,脾胃脉的脉位同《素问·脉要精微论》,其余的脏腑脉脉位,腑脉位于脉之深部,脏脉位于脉之浅部。说明《脉经》寸口脉脉位是基于"腑深脏浅"说。

③《太素脉秘诀》:张太素《太素脉秘诀》系太素脉法的系统著作。《太素脉秘诀·三部看动脉断》表述寸口脉的脉候和脉位曰:"左手寸口二脉,沉见者,心脉也;浮见者,小肠脉也。故手少阴与手太阳为表里,心以小肠为腑,合于上焦。左手关上二脉,沉者肝脉,浮者胆脉也。故手厥阴与手少阳为表里,肝以胆为腑,合于中焦。左手尺上二脉,沉者肾脉也,浮者膀胱脉也,故少阴与手太阳为表里,肾以膀胱为腑,合于下焦。"由上可知,《太素脉秘诀》的寸口脉位的观点为"腑浅脏深说"。

古今医家对太素脉法褒贬不一。明清医家多持批判态度,如明代新安名医汪机(1463—1539)说:"书名《太素》,论述略无一言涉及太素意义。所作歌括,率多俚语。原其初意,不过托此以谋微利,后世不察,遂相传习。"清代名医徐大椿(1693—1771)亦持同样观点。清代《四库全书总目·医家类》序谓:"《太素脉法》不关治疗,今别收入术数家,兹不著录。"认为太素脉法与医学无关,没有将其归属于医学类著作。以上观点是郑梅涧时代对太素脉的主流看法,郑梅涧在表述寸口脉位"腑浅脏深说"和理论阐微时,均未提及太素脉。

近代医家多认为太素脉法是中医脉学的流派之一,太素脉融合了阴阳五行、脉学理论以及河图、洛书等文化元素,把人的脉相变化归纳为"五阳脉""五阴脉""四营脉",对中医学有一定参考价值。曹炳章即谓其有"足补诸家脉法所未备"者,并收入《中国医学大成》。王振国认为太素脉法是脉诊的三类脉法之一,其曰:"中医脉法主要有古遍诊脉法、独取寸口脉法和太素脉法,并相应形成不同的脉学流派。"

④《医门法律》：喻嘉言的脉位观点是腑浅脏深说，他在《医门法律》的脉部位论中反对王叔和的"脉沉者谓肺脉"和"大小二肠候于上部"观点。《医门法律》云："王叔和以相络之故，大小二肠候之于上，而不知水谷变化，浊秽之气去，膈上父母清阳之气迥不相通，岂可因外络连属，反谓右寸之清阳上浮者为大肠？脉沉者谓肺脉，《经》所谓脏真高于肺者，乃真脏高于大肠矣。左寸之浮者为小肠脉，沉者为心脉，水中污泥反浮于莲花之上，有是理乎？"

（3）脉位"腑浅脏深说"的理论基础

《太素脉秘诀》首先提出寸口脉位"腑浅脏深说"，但未阐述其理论基础。

郑梅涧分析《脉经》寸口脉位"腑深脏浅说"在理论上的错误，认为其有违中医脏腑表里理论和《内经》整体理论体系。郑梅涧认为，《脉经》浮取为脏、沉取为腑的寸口脉位"腑深脏浅"分候脏腑法有误，其原因在于对《素问·脉要精微论》的理解错误，即将"尺内两旁则季胁也，尺外以候肾，尺里以候腹中"之"内外"，误解为"浮沉"。郑梅涧认为，寸口脉位"腑深脏浅说"的理论错误有二。

其一，"与脏腑之表里不容"（《箧余医语》）。中医基础理论认为，脏为阴主里，腑为阳主表。寸口脉位"腑深脏浅说"与中医基础理论的脏腑表里关系相违。

其二，改动了《内经》整体理论体系，郑梅涧在《箧余医语》中称之为"将《内经》一片①改去矣"。《内经》关于脏腑、经络、阴阳、表里关系有着完整的理论体系，寸口脉候学说要基于整体理论体系，不可改动。

郑梅涧以上的分析，即指出了寸口脉位"腑深脏浅说"的理论错误，也反证了"腑浅脏深说"的理论基础，是基于中医脏腑表里理论和《内经》

---

① 一片：整体。《陆象山语录》卷上："又下工夫十年，方浑然一片。"

整体理论体系。

4. 诊脉指力"菽权八级诊脉法"

郑梅涧的脉诊学术思想中，诊脉指力创"菽权八级诊脉法"，完善了寸口脉诊中"诊脉指力"的学术内容。兹就《内经》《难经》《脉经》及《箧余医语》中切脉指力及其理论基础的文献进行比较研究，以利于理解郑梅涧新学说的创新性及现代临床价值。

（1）《内经》《难经》《脉经》的切脉指力

《内经》诊脉的指力分轻重两个级别，但无具体标准。

《难经》切脉指力轻重有三级分法和五级分法。三级分法见于《难经·十八难》，诊脉的"指力"用"浮中沉"表示。《难经·十八难》云："三部者，寸关尺也；九候者，浮中沉也。"

五级分法见于《难经·五难》，诊脉的"指力"用菽权法表示，其力度分别为三菽、六菽、九菽、十二菽、按之至骨。《难经·五难》云：脉有轻重，何谓也？然：初持脉，如三菽之重[1]，与皮毛相得者，肺部也。如六菽之重，与血脉相得者，心部也。如九菽之重，与肌肉相得者，脾部也。如十二菽之重，与筋平者，肝部也。按之至骨，举指来疾[2]者，肾部也。故曰轻重也。《难经》持脉轻重的脉位与候脏，见表3。

表3 《难经》持脉轻重的脉位及候脏

持脉轻重	三菽	六菽	九菽	十二菽	按之至骨
脉位	皮毛	血脉	肌肉	筋	骨
分候	肺	心	脾	肝	肾部

---

[1] 三菽（shū）之重：指切脉三指指力的轻重如三粒大豆，如叶霖注："盖豆在荚，累累相连，与脉动指下相类。后六菽、九菽等以此类推。菽，豆的总称，此指大豆。

[2] 举指来疾：指轻按脉来急迫。疾，同急。

《脉经·持脉轻重法第六》诊脉"指力"所查脉位，与《难经·五难》的五级分法相同。

（2）《箧余医语》切脉指力

脉位是诊脉指力轻重的不同级别，以候取脉的表浅与深沉位置的脉诊术语。《箧余医语》没有采用《内经》诊脉的指力分浮取、沉取两个级别，而是在《难经·五难》的菽权五级分类法的基础上，更为精细地分为八级。

《箧余医语》诊脉指力，脉之浅位候腑部，分2级，郑梅涧描述为"轻手轻""轻手"，以了解小肠、胆、膀胱、大肠、胃、三焦的脉象；脉之深位候脏部，诊脉指力分6个等级，郑梅涧描述为"三菽""六菽""九菽""十二菽""十五菽""十六菽"。其中，左寸关尺分别以"六菽""十二菽""十五菽"3个等级，了解心和心包络、肝、肾的脉象；右寸关尺分别以"三菽""九菽""十六菽"3个等级，了解肺、脾、命门的脉象。（表4）

表4　郑梅涧《箧余医语》寸口脉切脉指力及三部脉候配脏腑

寸口脉	寸		关		尺	
左	轻手轻小肠	六菽心	轻手胆	十二菽肝	轻手膀胱	十五菽肾
右	轻手大肠	三菽肺	轻手胃	九菽脾	轻手三焦	十六菽命门

结合右寸指力为"三菽"诊肺脉，则"轻手轻""轻手"的指力当小于"三菽"。

（3）八级诊脉指力相应脉位的现代认识

郑梅涧《箧余医语》的寸口脉候脏腑分8级，其理论基础源自《难经》的脉力菽权法，且较《难经》持脉指力分级更为精细。《难经》脉力菽权法分5级，指力由"三菽"至最大（即"至骨"），以候五脏。郑梅涧将其发微，以浮取分2级，指力小于三菽，在寸关尺三部候六腑；以菽权法分6级，指力由"三菽"至小于"至骨"的"十六菽"，以候五脏和命门。

　　王东生等的《难经》脉诊示意图，可以比较好的揭示郑梅涧八级诊脉指力的相应脉位。《难经》脉诊示意图（图3）将血管纵剖，分为9层，图中虚线为血管壁振动上下极限，二虚线之间为振幅，实线为脉诊的大致部位，图之右侧文字，示《难经》脉力菽权法分5级与脉管对应的位置，诊脉时，持脉由轻至重可达脉管对应的位置，以求得不同的结果。

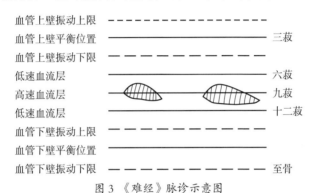

图 3 《难经》脉诊示意图

《箧余医语》持脉轻重不同指力的脉位见表5。

表 5 《箧余医语》持脉轻重不同指力的脉位

寸口脉		寸		关		尺	
左	持脉轻重	轻手轻	六菽	轻手	十二菽	轻手	十五菽
	分候脏腑	小肠	心	胆	肝	膀胱	肾
	脉位	血管上壁振动上限	近血管上壁低速血流层	血管上壁振动上限与血管上壁平衡位置之间	近血管下壁低速血流层	血管上壁振动上限与血管上壁平衡位置之间	血管下壁振动上限

寸口脉		寸		关		尺	
右	持脉轻重	轻手	三菽	轻手	九菽	轻手	十六菽
	分候脏腑	大肠	肺	胃	脾	三焦	命门
	脉位	血管上壁振动上限与血管上壁平衡位置之间	血管上壁平衡位置	血管上壁振动上限与血管上壁平衡位置之间	高速血流层	血管上壁振动上限与血管上壁平衡位置之间	血管下壁平衡位置

（4）"十六菽诊命门"法

郑梅涧创"十六菽诊命门"说："右尺：表为三焦，里为命门，先轻手得之，三焦也，表也；后以重手如十六菽之重取之，命门也，里也。命门属相火，气与肾通也。左尺：表属膀胱，里候肾，先轻手得之是膀胱，表也；后以重手如十五菽之重得之，是肾，里也。"文中谓右尺命门脉诊脉指力为十六菽，重于肾脉的诊脉十五菽指力。

郑梅涧在临床实践的基础上，提出用"十六菽"诊右尺命门，而不用《难经》诊脉指力五度法的"至骨"，有着严谨的科学性和重要的临床意义。

《难经》诊脉指力五度法中，第五度为"至骨"，诊脉指力"至骨"时，脉管内的血流停止是无法候取命门脉象的（图3）。从新近的研究看，诊脉指力"至骨"再快速放开，可用于了解脉之"胃、神、根"的"脉神"。王东生等"通过对《难经》切脉三菽、六菽、九菽、十二菽、至骨轻重不同力学现象的分析，认为切脉轻重反映了体内的血管振动和血液流动时的物理现象，脉诊的实质是血流状态"。在按至骨时，"血流已被阻断，前后搏出量已拥挤在一起，此时血流动能转变为压力势能，当突然放开时，有'举指来疾'的感觉，是诊血流能量守恒的好地方，这代表着微循环中能量的转变状况"。"当强力阻断血流以后，血流的动能转变为压力势能，当突然松开时，压力势能又立即转变为动能，对手指做功后能感觉力的大小，这个力是由压力势能而来，它是微循环中能量交换的基础，是生命攸关的动力，古人对此十分注意，用药以此为准，不为血管振动状况所迷惑。李东垣更把此力叫作'脉神'，'脉中有力即有神矣'。"王东生认为，临床可根据血流状态选方用药和判断疾病的预后。

从王东生等的《难经》脉诊示意图可知，"十二菽"到"至骨"，尚有"血管下壁振动上限"和"血管下壁平衡位置"。此两位置是否为郑梅涧所云"十五菽"和"十六菽"的位置，尚待脉学专家进一步研究。

（5）临床价值

"菽权八级指力"诊脉法中的"六级脉力候五脏"和"十六菽指力候命门"，对现今的中医脉诊有着重要的实用价值。

"六级脉力候五脏"的临床意义：郑梅涧在诊察心、心包络、肺、肝、脾、肾、命门的脉象时，寸关尺三部切脉指力不是沉取，而是有"三菽""六菽""九菽""十二菽""十五菽""十六菽"等6个等级的不同差别。这对准确了解关、尺部的肝、脾、肾、命门的脉象，具有极其重要的临床意义。临床诊脉时，如用同等力度的沉取，寸、关、尺三部脉的应指强度会依次递减，初涉临床的医生会得出尺部脉弱的误诊，进而会滥用补肾法。

"十六菽指力候命门"的临床意义：命门脉象与肾脉象比较，乃沉中之沉，但不应按之至骨。故郑梅涧在寸口脉诊法所用指力，肾脉为"十五菽"，命门脉为"十六菽"，提示命门脉要重于肾脉的指力。临床选方遣药时，肾虚与命门虚衰，中医用药的品种与剂量均有差异。故把肾脉与命门脉有区分，是有其临床应用价值的。

5. 诊脉法"三法参伍学说"

脉诊是中医诊病的重要方法，寸口脉蕴含着人体的生理病理信息，寸口脉诊是以局部反映全体，微观反映宏观的中医独特诊断方法。

寸口脉诊的理论与实践经历了一个不断发展完善的过程。古代不同流派的医家先后发明寸口脉三种分候人体信息的方法，亦即《蜇余医语》所说脉诊"三法"。三种诊脉方法在古代脉学典籍中均有记载，具体为：①寸关尺三部候人体"上中下"三部；②寸关尺三部候"五脏六腑"；③寸口脉位的深浅候"五脏"。

三种诊脉方法均见于中医典籍，使古代的中医学者产生困惑，或无所适从，或仅选其中的一种方法浅尝辄止。郑梅涧对三种诊脉方法进行研究，提出脉诊"三法参伍学说"。临床实践证实，"三法参伍，百不失一"，三法参伍对提高临床诊断准确率有重要的价值。兹将郑梅涧诊脉"三法"及"三法参伍"的创新性和实用性阐述如下。

（1）脉部候脏腑法

诊脉方法：寸口脉"候五脏六腑"法是"三法参伍"的第一种方法。具体方法为：脉部分寸、关、尺三部，"脉力"分轻、重两个级别，分别候取六腑和五脏。即轻取寸关尺三部，所获脉象信息属"表"候"六腑"；重取寸关尺三部，所获脉象信息属"里"候"五脏"。具体为左寸表候小肠，里候心与包络；左关表候胆，里候肝；左尺表候膀胱，里候肾；右寸表候大肠，里候肺；右关表候胃，里候脾；右尺表候三焦，里候命门。诊脉指力分8级，详见本书的诊脉指力"裁权八级诊脉法"一节。

理论起源：脏以《内经》"上竟上"法配，腑以经络表里配。

五脏六腑平脉的要点：郑梅涧强调，学习寸口脉诊"候五脏六腑"法，

"必须先识五脏平脉，然后能知病脉"。他详细列举了寸关尺三部分候五脏六腑平脉的要点（见本书"脉诊学术思想"之"寸口候脏腑说"），并叙述其临床经验："以上论五脏六腑不病之脉，先熟玩而识之，乃后以何脉参见，断其何病，则鲜有失矣。"

（2）脉部候人体上中下部法

诊脉方法："脉部候人体上中下部法"，是"三法参伍"的第二种方法。《箎余医语》云：寸关尺"三部分配何脏，亦不必太拘，寸以候上部，关以候中部，两尺候下部"。具体方法：脉部分寸关尺三部，诊脉指力以获取最清晰脉象为度。即以寸关尺三个部位，分别候取人体上部（心与包络、肺）、中部（肝、胆、脾、胃）、下部（肾、命门、三焦）。理论起源：本法源自《素问·脉要精微论》所载"上竟上者，胸喉中事也；下竟下者，少腹腰酸股膝胫足中事也"当中的"上以候上，下以候下"原则。

《难经·十八难》进一步指出："上部法天，主胸以上至头之有疾也；中部法人，主膈以下至脐之有疾也；下部法地，主脐之以下至足之有疾也。"这是把躯体划分为胸、膈、腹三部，由于心肺居于胸中，故应于两寸；肝脾居于膈下，故应于两关；两肾居于脐下，故应于两尺。

郑梅涧根据《难经·十八难》的观点，由博返约，提出寸口脉"候人体上中下部"的诊脉部位说。

（3）脉位候五脏法

诊脉方法：寸口脉"脉位候五脏法"是"三法参伍"的第三种方法。"脉部"不细分寸关尺三部，而是将寸关尺合为一部，"脉力"由"轻"逐渐加重到"按之至骨"，分5种级别的力度，"脉位"由浅至深分5层，郑梅涧《箎余医语》分为"皮毛""血脉""肉""筋""骨"5层，分别候取"肺""心""脾胃""肝""肾"五脏的信息。郑梅涧在研讨"脉力"分候脏腑时说："轻手与皮毛相得者，六部皆肺；再稍重与血脉相得者，六部皆心脉也；再加重与肉相得者，六部皆脾胃也；再稍重与筋相得者，六部皆肝也；按之至骨者，六部皆肾也。"《箧余医语》持脉轻重的脉位及候脏法，见表6。

表6 《箧余医语》持脉轻重的脉位及候脏法

持脉轻重	三菽	六菽	九菽	十二菽	按之至骨
脉位	皮毛	血脉	肌肉	筋	骨
分候	肺	心脉	脾胃	肝	肾

理论起源：脉位候五脏法源自《难经》。《难经·五难》云："脉有轻重，何谓也？然：初持脉，如三菽之重，与皮毛相得者，肺部也。如六菽之重，与血脉相得者，心部也。如九菽之重，与肌肉相得者，脾部也。如十二菽之重，与筋平者，肝部也。按之至骨，举指来疾者，肾部也。故曰轻重也。"

《箧余医语》与《难经》持脉轻重的脉位及候脏比较可知，两者在持脉轻重的术语表述不同，在持脉指力所达到的脉位，及其相对应的分候"脏"是相同的。故可以认为，郑梅涧《箧余医语》脉位候五脏法，起源于《难经》。

（4）三法参伍

郑梅涧认为，脉诊典籍有"脉部候脏腑法""脉部候人体上中下部法"和"脉位候五脏法"之3种诊脉方法，临证"用此三法，参伍察之，不失一矣"。说明3种诊脉方法获取的信息综合分析，可以提高脉诊诊断准确率。

3种诊脉方法可以提供不同的全身生理病理信息。脉诊"三法参伍"具有创新性和实用性的特色。

创新性：3种诊脉方法见之于古代不同脉学流派的著作，是中医先贤在几千年的时间跨度里，通过大量临床观察总结的不同诊脉法，是中医先贤学术经验的智慧结晶。因此，3 种诊脉方法是中医宝库的重要组成部分，也是中华民族对人类健康的重大贡献。

3 种诊脉的方法和所蕴含的信息不同，三者之间有何内在的联系，临床如何应用，前人尚未论及。郑梅涧"三法参伍"认为，不同脉学流派创制"三法"均有科学性，首次提出 3 种诊脉方法要"综合"分析。

实用性：综合分析 3 种诊脉的脉候，可以有效地指导临床，提高临床诊断准确率和据此诊断进行治疗的有效率。笔者体会，特别是在虚实辨证方面意义重大，并可为医者在辨证后的选方和遣药提供量化参考。当临床望闻问切四诊提供的信息难以定夺病证虚实时，脉诊的"三法参伍"对确诊病证虚实有较大的权重。

郑梅涧在脉诊方面的学术观点和临床经验，值得继承和进一步研究。

（四）十二字审证学说

"辨证"是通过分析症状和体征等四诊资料，辨清疾病的病因、病性、病位和邪正之间的关系，以确立证名，并与"论治"相关。郑梅涧基于经典、证之临床，创临床辨证的"十二字审证学说"。兹将其基本内容、理论基础、学术特色、理论价值分述如下。

1. 十二字审证学说概述

（1）十二字审证的内容

郑梅涧辨证方法的学术思想概括为"阴阳、寒热、虚实、经络脏腑、本质"十二字审证学说。十二字分为"阴阳""寒热""虚实""经络脏腑""本质"5 组。郑梅涧在《箓余医语》论及其辨证方法云："必审其人之寒热虚实，本质厚薄，然后定以君臣佐使而立方。""只要阴阳寒热认得真，审得确，再从中辨明虚实二字，详病在何经、何络、何腑、何脏，然后举笔立方，细心酌药。如此业医，未有不操胜券而中窍者也。"

（2）辨证思路的演进

清代临床辨证思维主流是八纲辨证。郑梅涧临床辨证思路有一个从"八纲辨证"演进为"十二字审证"的历程。

《授医秘录·序》是郑梅涧早年的作品，成于1768年前后，郑梅涧时年40岁左右，其辨证思维采用的是"识阴阳虚实寒热表里"，即八纲辨证。《授医秘录·序》云："近世业医者，其学问谫陋极矣，吾乡尤甚。见其临证，不识阴阳虚实寒热表里，立方庞杂无伦。"

"十二字审证学说"见于郑梅涧的晚年著作《箧余医语》，提纲挈领、执简驭繁，体现了中医辨证治疗学的原则性和灵活性。《授医秘录·序》和《箧余医语》两篇文献的时间差约有20年，从"八纲"到"十二字"的增删，体现的是郑梅涧学术思想的进步。郑梅涧把"十二字审证学说"写进《箧余医语》，既是对自己临床心得的总结，也为传承子孙、启迪后学留下不朽的资料。

（3）"十二字审证"与"八纲辨证"比较

"十二字审证学说"与现今通行的"八纲辨证"比较，其差异有四方面的内容：①"审证"与"辨证"的差异；②增设"本质厚薄辨证"；③"阴阳辨证"的内涵不同；④定位诊断以"经络脏腑辨证"替代"表里辨证"。

2. 八纲辨证的内涵与沿革

八纲辨证"起源于《内经》，繁衍于汉宋，发展于明清"。"八纲"名称、八纲内涵及其之间的关系，有着不断完善的历程，丰富和发展了辨证论治的理论体系。

（1）八纲名称

八纲辨证是分析疾病共性的辨证方法，八纲为寒热虚实表里阴阳。古代无"八纲"之名称，直至20世纪50年代以后，在各类中医书籍中才正式将"寒热虚实表里阴阳"作为辨证的八字纲领，简称"八纲"，并在高校中医诊断教科书中设"八纲辨证"一节。加之当今中医学术界的引领作用，中医高等教育及国家中医管理层将八纲辨证作为各种辨证的总纲，用于临床各科的辨证，并以此对医学生和临床医生考核，使八纲辨证得以普及。

八纲的"纲"，古代医家又称为"变""字""者"，如明·张介宾《景岳全书》称"六变"，王执中（约1140—1207）《东垣先生伤寒正脉》、孙一奎《赤水玄珠·凡例》、程国彭（1662—1735）《医学心悟》均称"八字"，方隅《医林绳墨》（1584年）、吴谦《医宗金鉴·凡例》称"八者"。

（2）八纲之间的关系

八纲分为寒热、虚实、表里、阴阳四组，分析历代医家对四组之间关系的认识，可分为"平行关系"和"阴阳为总纲关系"两类。

①平行关系：李菲等研究《内经》中的"八纲"辨证，认为《内经》中的"八纲"是平行关系，说："在《黄帝内经》中的呈现并非任何疾病都要尽数其详，它们常常会单独出现，或者两两结合，就可以给疾病定性了，故而并不是以我们今天所说的'八纲辨证'的形式存在，而是各自独立地以'阴阳辨证''表里辨证''虚实辨证''寒热辨证'的形式分别存在的。"

徐春甫《古今医统大全》、明代方隅《医林绳墨·伤寒又论》、明代张三锡《医学六要》是持"八纲"辨证为平行关系的代表性医家。

吴谦《医宗金鉴·凡例》指出："证候传变，难以言尽，而其要不外阴阳表里寒热虚实，八者而已。""凡例"是书前说明本书内容或编纂体例的文字，吴谦以辨证"八者""要"点，作为《医宗金鉴》全书中涉及辨证内容的编纂体例，说明《医宗金鉴》全书均是以"阴阳表里寒热虚实"为平行关系进行辨证的。

郑梅涧临床辨证强调"阴阳、寒热、虚实、经络脏腑、本质"十二字。

从"只要阴阳寒热认得真，审得确，再从中辨明虚实二字"可知，"阴阳寒热认得真"的"阴阳"，不是辨证的总纲，阴阳寒热虚实是平行关系。

②阴阳为总纲关系：张介宾、程国彭、徐灵胎是"阴阳为纲领"的代表性医家。

明代张介宾的辨证理论体系倡阴阳"两纲统六变"，其中"两纲"指阴阳。其曰："凡诊病施治，必须先审阴阳，乃为医道之纲领。"（《景岳全书·传忠录上·阴阳篇》）"六变者，表、里、寒、热、虚、实也。"（《景岳全书·传忠录上·六变辨》）张景岳强调"两纲统六变"，曰："医道虽繁，而可以一言蔽之者，曰阴阳而已。故证有阴阳……表为阳，里为阴；热为阳，寒为阴。"

程国彭倡"阴阳统六字"。《医学心悟·寒热虚实表卫阴阳辨》（1732年）提出辨证"八字总要"，曰："病有总要，寒热虚实表里阴阳八字而已，病情既不外此，则辨证之法，亦不出此。"继则提出"阴阳统六字"，曰："至于病之阴阳统上六字而言，所包者广。热者为阳，实者为阳，在表者为阳；寒者为阴，虚者为阴，在里者为阴……此乃阴阳变化之理，为治病之权衡，尤辨之不可不早辨也。"

徐灵胎亦倡导两纲六要。首刊于清光绪十九年（1893）的《杂病源》指出："阴阳者，天地之纲纪，万物之化生，人身之根本也；六要者，表里寒热虚实也，此医中最大关键，明乎兹，则万病皆指诸掌。"

现代八纲辨证理论的实质是"阴阳统六纲"，源于张介宾和程国彭的观点。值得注意的是，作为清代皇家教科书的《医宗金鉴》，没有采用张介宾和程国彭的观点，其八纲四组关系观点为平行关系。换言之，当今的八纲辨证理论的"阴阳统六纲"观点，与清代的主流辨证思维不同。

明清医家辨证理论体系比较，见表7。

表 7 明清医家辨证理论体系比较

医家	著作	八纲序列	关系	作用
王执中	东垣先生伤寒正脉	虚实阴阳表里寒热	平行	治病
徐春甫	古今医统大全·伤寒门	表里虚实阴阳寒热	平行	伤寒之纲
孙一奎	赤水玄珠·凡例	寒热虚实表里气血	平行	认证
方隅	医林绳墨·伤寒又论	表里虚实阴阳寒热	平行	论方
张三锡	医学六要·六要说	阴阳表里寒热虚实	平行	治病大法
张介宾	景岳全书	表里寒热虚实阴阳	两纲六要	
程国彭	医学心悟·寒热虚实表里阴阳辨	寒热虚实表里阴阳	两纲六要	
吴谦	医宗金鉴·凡例	阴阳表里寒热虚实	八者平行	证候传变
郑梅涧	箧余医语	阴阳、寒热、虚实、经络脏腑、本质	五组平行	审证

3.“阴阳辨证”辨异

郑梅涧“十二字审证”与当今的“八纲辨证”比较，两者的“阴阳辨证”名称相同，内涵迥异。

当今的“八纲辨证”的实质是“两纲六要”，即辨证有表里、寒热、虚实三组对立的六方面的内容，并以“阴阳”作为六者的纲领。

郑梅涧“十二字审证学说”中的阴阳审证，与其他四组是平行关系，这和明清时期“八纲辨证”四组之间为“平行关系”的辨证理论相同。我们认为，与八纲辨证四组之间呈平行关系的阴阳辨证，源于《内经》，基于临床，是明清时期的主流辨证方法，有其存在的科学性和必要性。

（1）源于《内经》

《内经》所构建的疾病辨证框架中，“阴阳”内涵有两方面的内容。其一，“阴阳”作为哲学层面，概括寒热虚实病症属性，即明清医家总结的“两纲统六变”的阴阳为纲。其二，阴阳作为病症，“阴阳”属于疾病层面，是明清医家总结寒热虚实表里阴阳"八者"间呈平行关系的理论基础。

以阴阳论疾病是《内经》论病的重要特点之一,《内经》中有大量的阴阳作为病症的表述。如《素问·生气通天论》谓:"阴平阳秘,精神乃治,阴阳离决,精气乃绝。"换言之,人体物质之"阴"不"平"、人体功能之"阳"不"秘"则病。又如,《灵枢·终始》云:"以知阴阳有余不足,平与不平,天道毕矣。所谓平人者不病。"《灵枢·五邪》亦云:"阳气有余,阴气不足,则热中善饥;阳气不足,阴气有余,则寒中肠鸣,腹痛;阴阳俱有余,若俱不足,则有寒有热。"指出"阴阳有余不足,平与不平"的临床症状。再如,《素问·逆调论》云:"阴气少而阳气胜,故热而烦满也。"指出阴少阳胜的临床症状是"非常热"的"热而烦满"。以上《内经》经文均说明"阴阳辨证"的方法可以单独使用。

(2)基于临床

当今八纲辨证之"两纲领六要"的观点认为,"阳虚证即虚寒证,阴虚证即虚热证",不必设与表里寒热虚实相平行的阴阳辨证。我们认为,阳虚证和虚寒证,阴虚证和虚热证不能画等号。

从疾病症状分析:阴虚、阳虚不一定有"寒热"的表现,部分阳虚证、阴虚证不涉及"寒热"。

从本草文献分析:辨证纲领的设置要考虑"证—药相关",作为总纲的"阴阳"过于宽泛,导致无从选择"治阴"和"治阳"的方药,中药本草文献的四气五味理论和单味药物的药性记载中,也就没有"治阴"和"治阳"的内容。

从临床治疗分析:阴虚证与虚热证的治疗有差别,阴液不足治疗只要补养阴液即可,不用清虚热。阳虚证的治疗与虚寒证的温里法不同,"善补阳者必于阴中求阳,则阳得阴助,而生化无穷",故以补阴药为主,少佐补阳即可;郑梅涧治疗阳虚倡"贵阴",与虚寒治疗不同。

综上所述，郑梅涧倡用源于《内经》，基于临床，与寒热虚实呈平行关系的阴阳辨证，没有采用张介宾、程国彭的"两纲六变"的八纲辨证。

笔者认为，在辨证理论框架中，当保留呈平行关系的阴阳辨证，似无增设"阴阳"为总纲的必要，因为：①临床治疗时间紧迫，辨证理论体系应基于实用简捷而建，多一层上下级关系的框架，似有烦琐之嫌。②"阴阳"总纲是在病症表现分类的基础上，抽象的再归纳，故治疗不能"阴病阳之""阳病阴之"。从中药理论构建看，只有针对病症的理论与方药，没有针对阴阳为大纲的方药，增设"总纲"没有实用性。

4.虚实审证

"十二字审证学说"的阴阳、寒热、虚实六字三组为辨别疾病的属性，《箧余医语》强调了虚实辨证的重要性，其内容有四：①寒热、阴阳为或然证，不是必备；②虚实可以和寒热、阴阳任意组合；③虚实辨证为辨证必备；④辨别病证属性的顺序是先辨阴阳、寒热，再辨虚实，即虚实辨证是辨证的总要。综上四点要之，郑梅涧认为虚实辨证在"十二字审证"中具有更为重要的地位。

中医的辨证治疗学经历了漫长的经验积累期，《内经》和《神农本草经》是在辨证治疗学和药学领域学术成果的首次大总结。郑梅涧"十二字审证学说"的理论基础，植根于中医药漫长的经验积累的成果，即《内经》《神农本草经》的相关内容。分析"十二字审证学说"的理论基础，有助于悟透郑梅涧辨证理论框架，有助于比较和凝练"十二字审证学说"的先进性。郑梅涧不用"阴阳辨证"为总纲，而是在"十二字"中特别重视"虚实辨证"，其理论基础如下。

（1）虚实为辨证必备

十二字审证中的"虚实"审证，是基于《内经》病因病机"虚实"理论以鉴别邪正盛衰的两个纲领。任何疾病所表现的证可分为虚实两类，所谓"邪气盛则实，精气夺则虚"，是立论虚实审证的依据。

《素问·调经论》指出："百病之生，皆有虚实。"从病因学阐明虚实是疾病必有的证型。"处百病，调虚实"（《灵枢·经脉》），"虚则补之，实则泻之"（《素问·三部九候论》），从治疗学阐明了虚实补泻为辨治"百病"的核心和纲要。因此，"虚实辨证"可以涵盖所有的疾病，这也是郑梅涧把"虚实辨证"作为"十二字审证"必备证型的理论基础。

（2）虚实为辨证总要

因机证治，一以贯之，病因和治疗密切相关，是中医理论体系的重要特色。如果以病因学和治疗学的角度分析《内经》的整体内容，《内经》论述疾病的病因和治疗时，不是以"阴阳"为核心和纲要，而是以"虚实"为核心和纲要。

《内经》从宏观上以"有无""有余不足"论"虚实"。《素问·调经论》指出："有者为实，无者为虚。"即有邪为实证，无邪为虚证，这是从邪气的有无方面对虚证实证做了区分。《灵枢·刺节真邪》曰："虚者不足，实者有余。"这是指机体失和，亢盛有余的属实，衰弱不足的属虚，从有余、不足方面对虚证实证做了区分。

《内经》指出"阴阳"有虚实。《灵枢·五邪》云："阳气有余，阴气不足，则热中善饥；阳气不足，阴气有余，则寒中肠鸣、腹痛；阴阳俱有余，若俱不足，则有寒有热。"

《内经》指出"经络"有虚实。《素问·调经论》云："十二经脉者，皆络三百六十五节，节有病必被经脉，经络之病，皆有虚实。"

《内经》指出"寒热"有虚实。如《素问·疟论》云："热为有余，寒为不足。"

《内经》指出神、气、血、形、志有虚实。《素问·调经论》云："有余泻之，不足补之，何谓有余？何谓不足？岐伯曰：有余有五，不足亦有五……神有余有不足，气有余有不足，血有余有不足，形有余有不足，志有余有不足，凡此十者，其气不等也。"

《内经》指出荣气、卫气有虚实。《素问·逆调论》云："帝曰：人之肉苛者，虽近衣絮，犹尚苛也，是谓何疾？岐伯曰：荣气虚，卫气实也，荣气虚则不仁，卫气虚则不用，荣卫俱虚，则不仁且不用，肉如故也，人身与志不相有，曰死。"

由上可知，《内经》以"虚实"为核心论疾病的病因和治疗，这也是郑梅涧以虚实为辨证总要的理论基础。

（3）上中下三品分类法与虚实审证

《神农本草经》"上中下三品"分类法，为"虚实辨证"采取"虚则补之""实则泻之"治疗方法提供了具体手段。

《神农本草经》"三品分类法"的分类依据主要是药物的性能功效。其中，上药120种，"主养命以应天"，无毒，久服不伤人，如人参、地黄、大枣等；中药120种，"主养性以应人"，须斟酌其无毒有毒来使用，如百合、当归、黄连、麻黄、白芷、黄芩等；下药125种，"主治病以应地"，多毒，不可久服，如大黄、乌头、甘遂、巴豆等。

迨至清代的郑梅涧生活时代，历代医家的用药经验不断积累，渊源于《神农本草经》的《本草经集注》《新修本草》《证类本草》《本草纲目》等代表性本草著作，其药物性能功效的记载更为丰富，为中医的虚实辨证、禀赋辨证提供了更多的治疗手段。

《神农本草经》"三品分类法"的中药理论，是郑梅涧虚实为辨证总要的理论基础。

5. 寒热审证

郑梅涧"十二字审证学说"的寒热审证与明清时期医家的八纲辨证内容相同，设置寒热审证的理论基础如下。

（1）《内经》提供原则

十二字审证的"寒热"审证，是鉴别疾病属性的两个纲领，任何疾病所表现的证，可分为寒证和热证两大类。《素问·至真要大论》"寒者热之，热者寒之"的治疗原则，为立论寒热辨证的依据。

（2）中药气味学说与寒热审证

《神农本草经》"气味学说"为"寒热审证"采取"寒者热之，热者寒之"治疗方法提供了具体手段。

《神农本草经》的气味学说是中药学的标志性理论，寒热是中药的基本药性。《神农本草经》将中药药性分寒、热、温、凉、平5个等级，为《内经》"寒者热之，热者寒之"治疗方法提供中药药性量化参考。自《神农本草经》至清代的郑梅涧生活时代，历时近两千年，本草著作的中药性味理论一以贯之；虽然历代医家经过长期的临床实践，把四气细分为大热、热、微热、温、微温及微凉、凉、微寒、寒、大寒10个等级，加上平性药共11个级别，但这仍属中药四气分类法，目的是为"寒热审证"提供更为量化的治疗手段。

辨证是为治疗服务，治疗是辨证的终极目标。郑梅涧审证设"十二字"的学术思维是"证—治相关""证—药相关"。审证是为施治服务，中药是施治的手段，设置审证纲领多寡与中药学理论相关，即中药学的"气味学说"与设立"寒热审证"相适应，"上中下三品"分类法的"养命""养性"和"治病"，与设立"虚实审证"和"禀赋审证"相适应。

6. 本质审证

历代其他医家的辨证纲领和当今的"八纲辨证"都没有把人的"本质厚薄"作为辨证的纲领。只有郑梅涧在"寒热虚实"四纲审证的基础上，增设"本质厚薄"作为"审证"的纲领。

（1）本质厚薄审证基于三因制宜学说

"本质厚薄审证"基于中医"三因制宜"学说的"因人制宜"理论。"《内经》奠定了中医学'三因制宜'学术思想的基础，该思想历经秦汉、唐宋、金元、明清等各阶段的诸多医家的丰富而得以发展及提高。"郑梅涧则率先将基于"三因制宜"学说的"本质厚薄审证"列入辨证纲领。

"本质厚薄"审证体现了中医治疗学的原则性与灵活性的相互结合。郑梅涧抓住"三因制宜"的核心内容，强调体质因素在审证中的重要性，（郑梅涧还阐述了"三因制宜"学说之"因时制宜"与"药贵中病学说"的相关性，详见后文）。

山东中医药大学张珍玉教授临床经验丰富，熟谙经典，在八纲辨证成为主流辨证思维的当代，他仍倡导将体质辨证增入八纲证候中，"补八纲辨证之不足"，与郑梅涧的学术观点完全相同。

（2）本质厚薄和疾病证候相关

疾病是人体对病邪的反应，不同的体质产生不同的反应：①"本质厚"者，正气存内，邪不可干；②"本质薄"者，依其所薄之脏腑经络、阴阳气血，对病邪会产生不同的反应，表现出不同的疾病证候；③不同的体质，病证传变不同；④不同的体质预后不同。

郑梅涧根据多年的临床实践，把"本质厚薄"增设为审证的纲领。其对"易感儿"的特色辨治（见"临证经验·儿科临证经验"的"易感儿"辨治一节），是实践"本质厚薄"因机证治的例证。

（3）本质厚薄与同病异治

同病异治是中医与西医在治疗学方面的重大差别。《素问·异法方宜论》阐述了中医"同病异治"的重要性，曰："圣人杂合以治，各得其所宜，故治所以异而病皆愈者，得病之情，知治之大体也。"郑梅涧临床审"证"的寒热虚实，体现了中医辨证论治原则性；审"人"本质厚薄，"人—证相关"，体现了中医辨证论治的灵活性。郑梅涧将审"证"与审"人"两者有机结合起来，提出的"十二字审证"，充分体现了中医辨证论治原则性与灵活性的高度统一。

7. 弃用"表里辨证"

郑梅涧在中年时期采用的是"阴阳虚实寒热表里"八字辨证，"表里"位于辨证纲领排序的最后。随着对中医理论领悟的加深，对咽喉外感表证治疗的新认识，郑梅涧在晚年提出"十二字审证学说"，该学说不再将"表里辨证"作为审证的纲领。分析其原因，和《内经》不设表里辨证"表里不能涵盖病位""表证范围窄小""里证范围宽泛""表里同治新治则"五个方面相关。

（1）《内经》不设表里辨证

"表里"是人体解剖定位的术语，中医将人体纵向划分，分为表、半表半里、里。如《素问·金匮真言论》云："夫言人之阴阳，则外为阳，内为阴。言人身之阴阳，则背为阳，腹为阴……此皆阴阳表里、内外雌雄相输应也，故以应天之阴阳也。"指出了外内、背腹的阴阳表里属性。《素问·经脉别论》云："足太阳与少阴为表里，少阳与厥阴为表里，阳明与太阴为表里，是为足阴阳也。手太阳与少阴为表里，少阳与心主为表里，阳明与太阴为表里，是为手之阴阳也。"指出了十二经的表里属性。

纵览《内经》全文，有单独应用阴阳、寒热、虚实辨证的内容，没有单独运用"辨表里"的方法来辨别疾病证候的内容。

《内经》中和表里辨证最有关的内容是《素问·生气通天论》中所论"阴者，藏精而起亟也；阳者，卫外而为固也"，有学者认为"此处虽言阴阳，实为表里，是对表里辨证的一次最为直接的论述"。我们认为，此处只言体现阴阳生理功能的解剖学定位，并未论病，表里辨证的内容没有出现在《黄帝内经》的文字中。

（2）表里不能涵盖病位

"上下"也是人体解剖定位的术语，将人体横向划分，可以分为上、中、下。从疾病的发病部位看，表里、上下均可成为病邪侵袭人体的病位，仅用表里辨证不能涵盖病位诊断。故有学者从中医理论框架构建的角度建议，表里、上下均应为病位诊断，提出"八纲增设上下两纲"的观点。

（3）表证范围窄小

表里辨证源自于伤寒治疗学的发展，是从外感六淫以及内伤脏腑的知识中分离出来的辨证内容。王执中在《东垣先生伤寒正脉》指出"治病八字，虚实阴阳表里寒热"，率先将表里辨证入选辨证理论体系。

表证的辨识仅应用于外感病的初期阶段，表里辨证的重点也只是在于对表证的辨别。将单一病种的一个阶段作为辨证纲领，难以对复杂而众多疾病的辨证起到提纲挈领的作用。

（4）里证范围宽泛

里证是个笼统的概念，外延很广。里证的临床表现是复杂的，凡非表证的一切证候皆属里证，范围过于宽泛。如内伤脏腑的证候属于里证范畴，分辨疾病病位在"里"，定位比较含混，而主要应辨别"里"的具体脏腑。

"因机证治"，一以贯之，有其证当有其治，由于里证的病种涵盖广泛，治法众多，辨证属"里"仍不能提示治疗，辨别里证也就失去了存在意义。

中药本草文献无"治里"的内容。从辨证的"证—药相关"看，由于里证的范围过于宽泛，中药本草文献的四气五味理论和单味药物的药性记载中，均未见治"里"的文字。

（5）表里同治

表证治疗的创新，是郑梅涧弃用表里辨证的最重要原因。

外感热病的治疗，始于伊尹《汤液经》，《素问·六元正纪大论》提出"发表不远热"的辛温解表法，借张仲景《伤寒杂病论》伤寒太阳病用麻黄汤、桂枝汤，而使辛温发汗法广为其传。

随着医学的进步，表证的治疗经历了从辛温发汗到辛凉解表，再到"辛凉养阴"的发展历程，体现了外感热病表证治法的进步。郑梅涧鉴于喉科疾病的特点，认为喉症初起虽在表，但病邪属于"风"，其尊崇且遵从《内经》"辛凉而散"法。郑梅涧晚年在治疗喉症属表时，认为"喉症忌辛温表散"，已经弃用"辛温"，提出"喉症忌表"，应"辛凉而散，兼养阴以制之"的"辛凉养阴学说"，外感表证初起就兼治里证，治未病，先安未受邪之地；对喉风虚证则用"托散"的方法（详见后文）。治喉风"辛凉养阴学说"属表里同治，是郑梅涧在治疗咽喉口齿的上呼吸道感染性热病方面的发挥和完善。

里证是与表证相对而言，是一组对立的辨证纲领。表里同治，使辨别表证失去作为辨证纲领的意义。没有表证为参照对象，里证和表里辨证也就不复存在了。

（6）经络脏腑定病位

郑梅涧弃用表里辨证，确定病位的方法用经络辨证、脏腑辨证，《篆余医语》云："详病在何经、何络、何腑、何脏，然后举笔立方，细心酌药。如此业医，未有不操胜券而中窍者也。""详病在何经、何络、何腑、何脏"即指经络辨证和脏腑辨证。

郑梅涧从疾病的性质、疾病的病位、患者的体质三方面进行详细全面的辨证，方能"立方酌药"。其《篆余医语》云："只要阴阳寒热认得真，审得确，再从中辨明虚实二字，详病在何经、何络、何腑、何脏，然后举笔立方，细心酌药。如此业医，未有不操胜券而中窍者也。"

郑梅涧临床审证强调"阴阳、寒热、虚实、经络脏腑、本质"十二字，用经络辨证和脏腑辨证替代表里辨证。十二字审证中，寒热虚实审证是辨识疾病的病性，禀赋强弱审证是辨识患者的体质，经络辨证和脏腑辨证是辨识疾病的病位。如此全面审认，立方酌药，必定能"操胜券而中窍"。

8. 审证与辨证

审证与辨证存在差异。中医诊察病证通常称为"辨"。辨证之"辨"首见于张仲景《伤寒杂病论》，如"辨太阳病脉证并治""辨发汗吐下后脉证并治"。

郑梅涧把诊察病证的过程称作"审证"，与自张仲景以降迄今常用的术语"辨证"比较，有着诸多程度方面的差别。郑梅涧是国子监的太学生，有着深厚的国学根底，"审"字妥帖反映了郑梅涧诊察病证的标准和特色。

（1）"审证""辨证"溯源

把疾病的诊察过程称为"审证"，首见于《内经》。"必审问其所始病"（《素问·三部九候论》），"审察病机，无失气宜"（《素问·至真要大论》），"审其阴阳，以别柔刚"（《素问·阴阳应象大论》），"审其有余，察其不足"（《灵枢·通天》），"审于分部，知病本始，八正九候，诊必副矣……奇恒五中，决以明堂，审于始终"（《素问·疏五过论》），"审其虚实而调之"（《素问·缪刺论》）。

通览《内经》全文，诊查疾病不用"辨"字。张仲景的《伤寒杂病论》首次把疾病的诊察过程称为"辨证"，《伤寒杂病论·原序》云："感往昔之沦丧，伤横夭之莫救，乃勤求古训，博采众方，撰用《素问》《九卷》《八十一难》《阴阳大论》《胎胪药录》，并平脉辨证，为《伤寒杂病论》合十六卷。""并平脉辨"即"结合自己平脉辨证的体会"之意。《伤寒杂病论》之平脉辨证，设六经及脏腑等病脉证并治，强调辨识"病、脉、证"三位一体，并与治疗相关。

（2）"审"与"辨"字义比较

"辨"是形声字，从刀，辡（biǎn）声。本义是判别、区分、辨别的意思。"审"是会意字，从宀番，宀指房屋，番指兽足，屋里有兽足印，能仔细分辨谓"审"，其本义是"仔细考察，反复推究"的意思。

"审"与"辨"在字本义方面有着诸多程度上的差别。

"辨"的对象多为事物，字形从刀，强调判别的过程要从"快"，所谓快刀斩乱麻。

与"辨"相比，"审"在考察事件的重要性、紧迫性、周密度、频次、错误结论的危害性等方面，均有所区别。①重要性："审"辨识的对象是"兽足印"，野兽可能吃人伤人，事关性命，更具重要性；②紧迫性：野兽随时可能再出现，事情紧急，更具紧迫性；③周密度与频次：不同野兽伤害人的程度不同，以足印推测野兽的种类，要非常仔细、周密的考察和反复的推究；④错误结论的危害性：错识野兽的种类，有性命之虞。

中医诊察病证与鉴别"屋内兽足印"，在重要性、紧迫性、周密度、频度、错误结论的危害性等方面有着共同的特征。"审证"和"辨证"在表述中医临床诊察病证的过程存在程度差异，"审证"更能体现《内经》中医临证诊察病证的高标准，准确反映中医诊察病证的特色。

郑梅涧用"审证"而不用"辨证"表述诊察病证的过程，说明郑梅涧治学严谨，理论创新更重视中医经典《内经》，依据《内经》关于辨证的高标准进行病证诊断。

综上所述，郑梅涧"十二字审证学说"内涵特色有八：①十二字五组呈平行关系；②阴阳、寒热为或然证，虚实为必备证；③临床辨证顺序是先辨"阴阳、寒热"，再从"阴阳"或"寒热"中辨别"虚实"，并确定病位之"经络脏腑"，最后辨"本质厚薄"；④虚实审证为十二字审证的核心；⑤率先将"本质厚薄"引入辨证纲领；⑥弃用定病位之"表里辨证"；⑦用"经络脏腑"定病位；⑧用"审证"替代"辨证"。

"十二字审证"和当今公知公用的"八纲辨证"比较，郑梅涧的辨证思维缜密，辨证理论框架构建合理，具有"辨证辨人合一""疾病定位精确""审证严于辨证"三方面的特色，全面准确地反映了中医辨证的精髓，值得进一步研究。

（五）药贵中病学说

辨证论治的"论治"是根据辨证的结果，确定相应的治疗方法。辨证施治的最终目标是最佳的临床疗效。郑梅涧根据自己的临床实践，在《箧余医语》中提出"药贵中病学说"。"中"是"恰好符合"之意，"药贵中病"的意思是临床用药要"恰好符合"病情。"药贵中病学说"的主要内容、学术价值分述如下。

1. 主要内容

"药贵中病学说"的主要内容有"谙熟药性""依法立方""病不执方"，以达到"药贵中病"的目标。

（1）谙熟药性

"药贵中病学说"强调临床治疗要"谙熟药性"，中药理论中的"性""味""运行趋势"，既源于临床实践的总结，也源于对自然界"天、地、人"三才的观察和感悟。郑梅涧《箧余医语》指出，先贤仰取象于"天"，赋药"性"之寒热温凉；俯取度于"地"，述药"味"之咸苦酸涩；中取法于"人"，论中药"运行趋势"之升降守走；临证必须谙熟之。

此外，临证时还要知道药性的偏颇和不足，及如何选用起监制作用或互补的药物。所谓"虞此药之太过，而以彼药监之，虞此药之不及，而以彼药翼之"，方能"药贵中病"。

（2）依法立方

"药贵中病学说"强调临床治疗要"依法立方"，即按照方剂"君臣佐使"理论选方遣药。

中医方剂"君臣佐使"理论认为：针对主病或主证起主要治疗作用的药物为君药，药力居方中之首。辅助君药加强治疗主病或主证的药物，或对兼病或兼证起治疗作用的药物，为臣药。佐药分"佐助""佐制""反佐"三种：协助君、臣药加强治疗作用，或直接治疗次要兼证的，为"佐助"药；用以消除或减缓君、臣药的毒性或烈性的，为"佐制"药；根据病情需要，用与君药性味相反而能在治疗中起相成作用的，为"反佐"药。引方中诸药以达病灶的引经药，或具有调和诸药作用的调和药为"使药"。

郑梅涧选方遣药悉本经旨，强调立方的过程就是确定处方君臣佐使的过程。他说："定以君臣佐使而立方。方之为言法也，往哲立方，可为法于后世者，审乎药之寒热温凉，本乎天之气也，审乎味之咸苦酸涩，本乎地之味也，审乎药之升降守走，符乎人之性也……左宜右宜，任意定方，无非法也。"

郑梅涧批评"庸工夹杂用药"，推崇张介宾严谨的依法立方，他说："岂今之庸工，夹杂用药，可同日而语哉！景岳老人言：'今人动言一补一消，与其用消，何如勿补，与其消补两用，何如小补不消。'实为至理之言。若景岳新方，出入运用，不出数十味，已如武侯用兵，神奇莫测，其学问造至洗髓伐毛①之候矣。有心于医者，当熟玩其书以立基，而参考他书可也。"

郑梅涧此处意指张介宾的学问"达到了脱胎换骨的全新境界"。郑梅涧服膺张介宾在方剂方面的学术造诣，《箧余医语》所云"景岳新方"，见于《新方八阵》。郑梅涧认为"景岳新方"是立方的基础，后之学者要精读熟读。

明代杰出的医学家张介宾，字会卿，号景岳，别号通一子，会稽（今浙江绍兴）人。张介宾组方师古不泥，善于补阙创新；治疗上擅长补虚，

---

① 洗髓伐毛：清洗骨髓，削除毛发，喻彻底涤除自身的污秽，有脱胎换骨的意思。见于明·程登吉《幼学琼林·身体》"东方朔洗髓伐毛"。

倡阴阳两调，精气并补。对于虚实夹杂之证，主张以扶正为要；用药与配伍上，强调用药以精一为贵，运用灵活，加减有则，并善于配合药物的升降动静等以纠正病气之偏，立法精当，配伍严谨。《新方八阵》是《景岳全书》重要组成部分，是明代著名医家张介宾积数十年临床经验，研究方剂的代表作，成书于崇祯十三年（1624）。该书首创新方186首。

张介宾因倡"阳非有余"，善用温补，而著称医林，被后世誉为温补学派的中坚人物。然而，张介宾并非只专温补，不及其余。他在重视温补的同时，也十分注重养阴。且其养阴法则和所用养阴方药颇具特色，对郑梅涧及其后学产生了深远的影响。郑梅涧养阴清肺治法疗白喉，郑枢扶优化处方创养阴清肺汤，郑既均著《熟地黄论》，均与此段医语所反映的郑梅涧学术思想有关。

（3）气迁证异，病不执方

"药贵中病学说"强调"病不执方"。郑梅涧在《箧余医语》指出，由于"气若有迁变，病情各殊异"两个原因，临床处方要"病不执方，移步换形"。病不执方之"执"，坚持也，即治疗疾病不能固执地坚持使用某一个方剂。

郑梅涧指出"病不执方"的原因，是由于"气若有迁变"和"病情各殊异"。

"气若有迁变"，语涉《素问·气交变大论》，其曰："太过不及，岁化无穷，气交迁变，流于无极。"故"气"当为五运六气之"气"；"迁变"，即"变迁"；"气有迁变"谓天之寒暑湿风火燥六气的变迁，会对人体产生影响。体现了郑梅涧"天人相应"观，是对"因时制宜"治疗学说的发微和应用。

"病情各殊异"，指同一病名的疾病，因为疾病的发展阶段不同，轻重不同，病因不同，兼、夹症不同，病情会有很大的差别。治疗时需要随病情的变化，即"证"的变化，移步换形，灵活施治，体现了郑梅涧对"同病异治"规律的运用。郑梅涧关于气有迁变、病情殊异，临证须病不执方的治疗观，特别是随"运气"的变化，临证处方要有变化的治疗观，具有鲜明的特色。

2. 学术价值

谙熟药性、依法立方、病不执方，三个关键词构成的"药贵中病学说"，体现了郑梅涧临证治疗的学术特色，也是郑梅涧对后学子孙临证处方时的谆谆告诫。在西学东渐、中医特色思维式微的当今，仍是医者坚持中医特色、防止思维"西化"的标塔。

（六）辛凉养阴学说

"辛凉养阴"治疗喉风，是郑梅涧治疗咽喉热病的重要学术思想。

郑梅涧在《重楼玉钥》创"辛凉养阴"法治疗咽喉口齿温热病，其子郑枢扶在《重楼玉钥续编》中有进一步的阐微。"辛凉养阴"治疗咽喉温热病，较公知公用的"卫气营血"治疗方法更具先进性和实用性。

1.《重楼玉钥》喉风内涵

（1）《重楼玉钥》病名组构的独特性

《重楼玉钥》病名组构有其独特性：书中的咽喉口齿唇舌 36 种病症名，均有"风"字参与组构，如"单蛾风""双蛾风""叉喉风"；书中涉及 36 种病症名的统称时，名为"咽喉诸风"。我们通读了古今中医喉科医籍后发现，将咽喉口齿唇舌的外感热病名称均用"风"字参与组构的，唯见于《重楼玉钥》。

以喉风构建咽喉诸病病名，涵盖咽喉口齿唇舌 36 种病症，其理论基础源于《内经》。《素问·太阴阳明论》指出："喉主天气，咽主地气。故阳受风气……伤于风者，上先受之。"风邪侵袭人体，位于人体上部的咽喉口齿"先受之"，故以"风"名咽喉诸病。

喉风作为病症名，在古代文献里有不同的含义。徐绍勤、李凡成研究指出："(喉风)最早出自何书，已不可考。诸喉风中最先见于记载者为缠喉风，如宋《太平惠民和剂局方》已有缠喉风名。考喉风的古代含义有二。其一，专指咽喉肿痛剧烈，饮食、呼吸困难，甚则危及性命的咽喉危重证……其二，用作多种咽喉口齿唇舌病症的总称。"

　　自元代始，至《重楼玉钥》问世前，涉及中医喉科的著作中，喉风的含义由咽喉扩展为多种咽喉口齿唇舌病症的总称，但均未涵盖咽喉口齿唇舌所有外感热病。如危亦林《世医得效方·卷第十七》专论"口齿兼咽喉科"，卷十七以"总论""口病""唇病""舌病""齿病""喉病"分篇，仅"喉病"篇列有喉风18种，如单蛾风、双蛾风、牙蜞风、木舌风、缠喉风、走疰瘰疬风等。又如明代《普济方·卷六十》喉风也分有18种病症。再如，张宗良《喉科指掌》初刊于清乾隆二十二年（1757），收载73种病症，分为"咽喉门""乳蛾门""喉痹门""喉风门""喉痈门""大舌门""小舌门"8种门类，"喉风门"细分有12种病症。综上说明《重楼玉钥》病名组构具有独特性。

（2）《重楼玉钥》病名组构提示治则

　　以"风"组构中医喉科急性热病病名，是沿袭《内经》的疾病命名法则。烟建华等研究认为："《内经》病名中已有相当数量的病因术语，如风、寒、劳、蛟蛇等，多用于组构病名，如肾风、寒痹等。"《重楼玉钥》的病名即沿袭《内经》疾病命名法，以"风"组构病名。风善行而数变，故风邪致病，发病急骤，变化迅速。《重楼玉钥》喉风36种病症，均属于咽喉口齿的危急病症。《重楼玉钥·坏症须知》指出"喉内生风莫待迟""胸中气急主顷危"，说明了喉风发病急，来势猛，传变快。

　　郑梅涧将喉口三十六证统用"风"组构病名，又有其深刻的学术内涵。有学者研究《内经》"伤寒"病名的内涵与外延认为："(伤寒病名)反映了人与自然关系失调，外邪侵袭后的病变过程……病名的这种表达方式、方法，凝练着独特的学术内涵，并提示了治则治法，沿袭至今，有明显的文化传承的特色。"同理，郑梅涧以"风"组构咽喉口齿温热病病名，也提示了治则治法。

2. 外感热病的传统治法

喉风属外感热病范畴。郑枢扶在《重楼玉钥续编·各证分辨》云："三十六证，皆由风热壅塞于上焦，触感而发。"以郑梅涧生活时代前溯外感热病的治疗方法，分析外感热病治则沿革，可以领悟辛凉养阴法治喉风的理论基础和创新性。

（1）辛温发汗法

《素问·六元正纪大论》对外感表证的治疗原则为"发表不远热"；张仲景《伤寒论》伤寒太阳病治疗用"辛温解表法"，方选麻黄汤、桂枝汤。以后一些医家在辛温药中加寒凉清热药，具有代表性的如晋代葛洪《肘后方》葛根解肌汤加石膏、大青叶、黄芩等，再后如唐代孙思邈《千金要方》、宋代朱肱《类证活人书》等也都注意到辛温解表方中清热药的应用，但其主要治法仍属汗法范畴。明清医家论治外感热病皆宗"伤寒"，多用汗法治疗，治疗喉风初起属表者，多宗张仲景伤寒辛温解表法。

（2）苦寒清热法

从《重楼玉钥》记载"喉风无非热症，便乱投凉剂"可知，在郑梅涧生存的时代，用寒凉药治疗喉风的医生亦较为常见，郑梅涧以"乱投"形容医生用寒凉药物治疗咽喉热病的错误，对现代医疗背景下的咽喉部位感染性热病的治疗仍有启迪。

随着中医学术的发展，治疗法则不断创新与进步，喉风治则治法也更趋完善。郑梅涧将伤寒与喉风明确鉴别，在治疗喉风时忌用发表，弃用"辛温"，戒投苦寒，而是以"风"立论，喉风实证用"辛凉而散，兼养阴以制之"，虚人用"托散"的方法（详见后文）。

3. 辛凉养阴学说的文献依据

"辛凉养阴"学说源于清·郑梅涧《重楼玉钥》，其子郑枢扶在《重楼玉钥续编》中有所发微。

《重楼玉钥》载有喉口三十六风，均属温热病范畴。治以辛凉养阴，方选"紫正地黄散"统治 36 种喉风。"紫正地黄散"是"紫正散"和"地黄散"的合方。紫正散由紫荆皮、荆芥穗、北防风、北细辛组成，该方药性辛凉，具有凉散表热之功，是治疗喉风初起，热邪在表在气的代表方剂；地黄散由小生地、京赤芍、苏薄荷、牡丹皮、牙桔梗、生甘草、净茜草、灯心、红内消组成，该方具有养阴以散血中邪热之效。在"地黄散"方后记载有使用方法："以上紫、地二散，每症合用，勿离用。"

郑枢扶是郑梅涧的嫡传后学，1804 年郑枢扶在《重楼玉钥续编·咽喉辨证》总结其父郑梅涧临床经验指出："喉症最忌发表，无论初起恶寒发热与否，只须辛凉而散，兼养阴以制之，不必祛热而热自除，喉患亦渐松减。"郑枢扶的这段话也阐明了紫正地黄散的治疗法则：紫正散的"辛凉"而散，与地黄散的"养阴"，即"辛凉养阴"法治疗喉风。

4. 辛凉法的理论基础

《重楼玉钥》为什么用辛凉法治疗喉风？

郑梅涧认为喉口三十六证皆因感受风邪而发病。他说："喉风诸症，皆由肺胃脏腑深受风邪，郁热风火相扑，致气血闭涩，凝滞不能流行，而风痰得以上攻，结成种种热毒。"故《重楼玉钥》将喉口三十六证均以"喉风"命名，《重楼玉钥》的篇目亦名之为"喉风三十六证"。以"风"作为"喉口三十六证"的病名，提示其治疗方法不宜采用"苦寒清热"和"辛温发表"法治疗，而是需要遵从中医经典理论，从"风"论治。

郑梅涧以辛凉法取代"苦寒清热"和"辛温发表"治疗喉风的"种种热毒"，其理论基础源自《内经》关于风邪的治则。《素问·至真要大论》

指出："风淫于内，治以辛凉，佐以苦，以甘缓之，以辛凉散之。热淫于内，治以咸寒，佐以甘苦，以酸收之，以苦发之。"郑梅涧遵经"治以辛凉"，"以辛凉散之"的原则，用辛凉之法制方。

5. 辛凉法的创新性

郑梅涧治疗喉风创紫正散，喉风治则首用辛凉，改变了历代医家沿袭张仲景辛温发表治疗方法，其治则具有创新性。

（1）《重楼玉钥》指出"喉症切忌发表"。郑枢扶《咽喉辨证》进一步阐述："喉症最忌发表，无论初起恶寒发热与否，只须辛凉而散，兼养阴以制之，不必祛热而热自除，喉患亦渐松减。"传统认为，有一分恶寒，便有一分表证；而郑氏谓"无论初起恶寒发热与否……"，说明喉风初起，不论有无表证，均不用辛温发表。

（2）宋代以后，中医始以喉风命名咽喉口齿急性热病，然治则没有提及辛凉法治疗喉风。郑梅涧基于临床和中医经典理论提出的治则具有创新性。

6. 养阴法的理论基础

（1）温热病邪伤阴

喉风属于温病的范畴，咽喉口齿唇舌部位病变的常见症状，主要反映了温热病邪"耗伤阴津"这一温病的基本病理变化。

（2）以甘缓之，制约辛散太过

郑梅涧治疗喉风，忌温凉发表，忌用苦寒凉药，执"辛凉而散，兼养阴以制之"，其原理有二：①以甘缓之。《素问·至真要大论》指出风邪为患的治疗法则："风淫于内，治以辛凉，佐以苦，以甘缓之，以辛凉散之。"郑梅涧遵从《内经》，制方以甘味药缓解风邪疾病的发展。②制约"辛散"太过。郑梅涧之子郑枢扶诠释紫正散方义谓"辛凉而散，兼养阴以制之"（《重楼玉钥续编》）；"制"，谓"抑制、限制"，以养阴药制约"辛散"之太过。

7. 养阴法的创新性

郑梅涧治疗咽喉温热病——喉风的特点：在温热病初起和热盛时，均坚持兼用"养阴"。与公知公用的治疗方法比较，养阴法治疗咽喉热病，具有特色和优势。

（1）治病求本

由于温为阳邪，最易伤阴，温热病发展的自始至终各个阶段，具有"步步伤阴"的特点，故郑氏喉科在喉症初起和热盛时，均坚持兼用"养阴"。喉症初起阶段提出"辛凉而散，兼养阴以制之"，气分阶段提出"拦定风热""气血并治"。治病求本，辛凉而散，执养阴于治疗喉风全病程，是郑梅涧及其后世医家辨证论治的重要特色，具有原创性贡献。

（2）治未病

约成书于 1768 年的《重楼玉钥》，用养阴法治喉风，是《内经》"上工治未病"理论在咽喉热病领域的创新性应用。（详见后文）

清·张宗良《喉科指掌》初刊于乾隆二十二年（1757），是一部流传较广的重要喉科专著。是书"六味汤"为"漱咽喉七十二症总方"，书中仅载方药，未论及立方的理论基础。根据其方药组成推测治则治法，没有用养阴的方法。

8. 与卫气营血理论的比较

叶天士所创立的卫气营血理论，是当今公知公用的温病辨证论治体系，至今仍被广泛运用于临床。"喉风"是中医喉科（咽喉口齿）感染性热病的总称，属温病范畴。以叶天士卫气营血理论为参照，进行比较研究，可以更好地说明郑梅涧辛凉养阴学说的重大理论价值。

（1）著作时间比较

叶天士（1667—1746）卫气营血理论见于《温热论》。《温热论》成书于乾隆十一年（1746），最早载于华岫云编的《临证指南医案》，刊于1766年。《重楼玉钥》的成书年代约在1768年。两书成书时间相近。

首先，古代医家创新和著述的理论依据为中医经典，叶氏《温热论》的卫气营血理论作为学说，不会影响郑梅涧的学术观点；其次，从古代文献传播速度看，《重楼玉钥》与《温热论》两书成书时间相近，郑梅涧当未受其影响；再次，从《重楼玉钥》的内容看，也没有提及叶天士卫气营血理论。

（2）疾病传变趋势比较

郑梅涧《重楼玉钥》载有喉风三十六种，"喉风"是中医喉科（咽喉口齿）的感染性热病的总称，属温病范畴，与温病有着共同的传变趋势。

喉风传变趋势：郑梅涧认为，中医喉科诸风的传变趋势为：咽喉口齿→胃鬲→心肺。

《重楼玉钥·风诸秘论》是统论喉科热病传变和治法的重要篇章，郑梅涧在该篇指出了咽喉口齿诸风治疗不当的传变途径："不如是，则病入胃鬲，因传于心肺中，辄变他症。"即传变途径是咽喉口齿→胃鬲→心肺→辄变他症。

温病传变趋势：温病的传变趋势为卫分→气分→营分→血分。

叶天士《温热论》提出的温病传变顺序规律为"卫之后方言气，营之后方言血"。卫气营血反映了温病过程中病情浅深轻重不同的4个层次，病证的传变规律一般由卫分开始，依次逐渐加深传入气分、深入营分、血分。卫气营血的传变趋势体现了病邪由表入里、由浅入深，病情由轻而重的发展趋势。

由上可知，郑梅涧所云的喉风传变趋势"咽喉口齿→胃鬲→心肺"，与温病传变趋势卫分→气分→营分→血分，虽然术语不同，实质均是由表入里，由气入血；疾病的发展进程是相同的。叶天士所云的"卫分"，相当于郑梅涧所云的"咽喉诸症初起"。

（3）病性特点的比较

喉风与温病由于感受的是温热邪气，热势燎原，最易灼伤阴液，温病发展进程从卫分→气分→营分→血分，步步伤其阴，阴液一伤，变证蜂起，而留得一分津液，便有一分生机，阴津对温热病的发展至关重要。

（4）治疗体系比较

①叶天士《温热论》：确立温病治疗大法，"在卫汗之可也"，治宜辛凉透解；"到气才可清气"，治宜辛寒清气；"入营犹可透热转气"，治宜清营泄热；"入血就恐耗血动血，直须凉血散血"。其《温热论》中"在表初用辛凉轻剂"没有附载方剂和药物，但从《温热论·逆传入营属性》"前言辛凉散风，甘淡驱湿，若病仍不解……证见无汗恶寒，卫偏胜也，辛凉泄卫，透汗为要"可知，"辛凉"仍为"透汗"的汗法。叶天士所提出的温病治则特点有三。

其一，卫分表证沿袭张仲景的辛温发汗法。

其二，迟至病入营分证，才用"清营泄热"。

其三，见证治证。叶天士温病治则特点，是在辨证论治基础上的"见证治证"。

②郑梅涧《重楼玉钥》：郑氏喉科治疗咽喉温病的特点：在温热病初起和热盛时，均坚持兼用"养阴"。疾病初起（相当于温病的卫分阶段），采用"辛凉而散，兼养阴以制之"，气分阶段用"拦定风热""去内热""气血并治"。郑梅涧喉风的"辛凉养阴"学说的先进性有三。

其一，治本：根据病邪性质的"步步伤阴"特点，针对病机，在卫分、气分就采用养阴治疗。

其二，防传变：咽喉热病病位在"上"在"表"，其疾病发展的趋势易向"下"入"里"，郑梅涧首创"拦定风热""气血并治"的治则，既分表里，又执养阴，把住"气分"关，注重病势的"截断扭转"，气血并治，防止疾病的传变。

其三，先证而治。郑梅涧喉风治则的特点是在辨证论治基础上，根据疾病传变趋势的先证而治，是《内经》"治未病"理论在咽喉科的首次具体应用。先证而治可以起到减少人体正气消耗、截断扭转，防止疾病入营入血产生的严重并发症等重要作用。

综上所述，郑梅涧的"辛凉养阴学说"是基于中医经典著作理论，根据喉风的病因病机、疾病传变趋势具有共性的特征所创立，其核心理念是先证而治，对当今咽喉口齿热病乃至温病的治疗，均有着重大的启迪作用。

（七）养阴清肺学说

疫病白喉曾在我国数度大流行，给中华民族带来了巨大的灾难。郑梅涧在医疗实践基础上，创治疗白喉的"养阴清肺学说"。认为白喉的病因病机为"热邪伏少阴，盗其母气"，确立"养阴清肺"基本治疗法则，初定"养阴清肺"方药，为创制"养阴清肺汤"奠定了重要基础。在其后的200年间，中医用此方法治疗白喉，活人无算。

为全面解析郑梅涧治疗疫病白喉的"养阴清肺学说"，拟在介绍郑氏喉科治疗白喉的临床实践基础上，分析郑梅涧所创病因病机、治则、方药及对创制名方养阴清肺汤的贡献，总结现今治疗白喉的价值、异病同治的进展，并提出郑梅涧治疫思路与方法的现今意义。

1. 治疗白喉实践

1775年前后，白喉在我国初始流行，中医界对此尚无有效方法。

研读白喉流行病学和国内外治疗历史可知，约1775～1787年间，郑梅涧首先用中医药方法成功治疗白喉，是我国首位治愈白喉的医家。他在《重楼玉钥·梅涧医语》云："喉间发白之症，予经历十余，俱已收功。"说明郑梅涧用中医中药的方法治疗十余例白喉，均取得了良好的效果，无一例死亡。

其后，郑枢扶、郑既均继承父亲郑梅涧的医术，遵从白喉病因病机为"热邪伏少阴，盗其母气"的观点，立"养阴清肺，兼辛凉而散"治则，进一步筛选优化处方，约于1794年前后，创"养阴清肺汤"治疗白喉，亦达到"未尝误及一人，生者甚众"的水平。

在"养阴清肺汤"发明100年以后，国外在白喉防治方面取得了重大进展，德国人埃米尔·冯·贝林在1891年圣诞节，首次成功地用羊的血清治愈了一例住院在柏林医院内的白喉患儿，为人类征服白喉迈出了重要的一步。1892年他与法兰克福化学制药公司合作，1894年生产和销售白喉疫苗，有效遏制住白喉的传染流行。

我国在20世纪50年代以后才实行白喉疫苗预防措施。此前，即从1775年到中华人民共和国成立的近200年间，主要依靠中医药防治白喉。

中国中医科学院余永燕研究员，全面比较了中西医防治白喉的历史，高度评价了新安郑氏喉科的贡献："（新安郑氏喉科）确定'养阴清肺'为其基本原则，'养阴清肺汤'为治疗白喉的专病专方，注重辨病与辨证相结合，取得良好疗效。在现代医学尚未发现有效预防方法之前，中医中药曾挽救了无数白喉患者的生命，为我国人民战胜白喉做出了卓越的贡献。中医防治白喉的方法与经验是近代中医学术史上的一个重大创新，为人类征服传染病提供了宝贵的经验。"

由上可知，在养阴清肺汤发明后的200年间，白喉曾经在我国数度大流行，"养阴清肺"这一原则始终被后世医家奉为圭臬，养阴清肺汤曾挽救了无数白喉患者的生命。

2. 病因病机内涵

郑梅涧基于临床实践，源于温病伏气学说和中医五行学说，提出白喉病因病机为"热邪伏少阴""子盗母气",兹就其丰富的内涵解读如下。

（1）"热邪伏少阴"内涵

郑梅涧在《重楼玉钥·梅涧医语》中提出白喉病因病机"热邪伏少阴说"。"伏"，是"隐藏"的意思，"邪伏"属温病学的伏气学说范畴。

伏气学说涉及伏气病邪、伏气病机、邪伏病位、邪蓄时间、邪发病位五要素。《重楼玉钥·梅涧医语》谓："此症属少阴一经，热邪伏其间""邪伏于少阴肾经，蓄久而发。"阐述了伏气病邪、伏气病机、邪伏病位、邪蓄时间四要素。如"热邪伏其间"提示伏气病邪为"热邪"；"此症属少阴一经，热邪伏其间""邪伏于少阴肾经"提示邪伏病位是"少阴肾经"；"邪蓄时间"即郑梅涧所云从"邪伏"到"蓄久而发"的时间段，为疫病的潜伏期。邪之所凑，其气必虚，温病伏气学说的理论认为，伏气的病机都是"邪盛正弱"，提示疫病白喉初起就有虚证。

（2）"子盗母气"内涵

郑梅涧在《重楼玉钥·梅涧医语》中提出白喉病因病机为"子盗母气"。"子盗母气"是中医五行学说的病理学术语，提示了疾病属性和发病部位。

"子盗母气"又称"子病及母"，指疾病时由"子"病累及"母"病。中医认为母病及子，病情较轻；子病及母（子盗母气），病情较重；病机多为五脏虚损性疾病互相影响。由此可知，郑梅涧的疫病白喉病因病机"子盗母气"说，指出疫病初期就是虚证，属本虚标实。疫病"子盗母气说"对现代中医药防治急性传染病的思路，亦有重要的启迪。

"热邪伏少阴"说明白喉邪伏的病位在少阴肾，"子盗母气"则意为肾水之"子"病，累及肺金之"母"，提示邪发的发病部位为肺。

综上所述，郑梅涧《重楼玉钥·梅涧医语》的白喉病因病机为热邪伏脏病位在肾、发病病位在肺，疾病属性为本虚标实。

3. 确立养阴清肺治则

中医基础理论的病因病机与相应的理法方药紧密关联，故郑梅涧提出"热邪伏少阴，子盗母气"的病因病机，也就确立了"养阴清肺"治则。

白喉初起就属"本虚"，邪伏病位是"少阴肾经"，说明"本虚"以"肾虚"为主，提示治疗要补肾。从郑梅涧发微命门学说的学术思想（详见"学术思想·命门学说发微"一节）可知，在与对肾命阴阳微弱的治疗中，注重"命水"，注重"养阴"。加之白喉病因属"热邪"为患，热邪易耗伤阴液，更提示治疗应以"养阴"为主。

白喉病邪为"热邪"，提示治疗要清热，邪发病位是手太阴肺经，病邪为热，提示治疗要"清肺"。"养阴清肺"治则由是而立。

4. 初定养阴清肺方药

郑梅涧《重楼玉钥·梅涧医语》详论了"养阴清肺"治疗白喉的方药、治法、"润下"与疗效的关系。其治法坚持滋养阴液，注重清肺通腑。

（1）"养阴清肺"法与方药

郑梅涧云："治法必以紫正地黄汤为主。"紫正汤由紫荆皮二钱，荆芥穗八分，北防风八分，北细辛四分去节组成；地黄汤由小生地二钱，京赤芍八分，苏薄荷六分，牡丹皮八分，牙桔梗八分，生甘草六分，净茜草一钱，引加灯心二十节组成。

郑梅涧治疗白喉，方选紫正地黄汤减紫荆皮、茜草，细辛在四分的基础上再减量。加减后的处方为小生地二钱，京赤芍八分，苏薄荷六分，牡丹皮八分，牙桔梗八分，生甘草六分，荆芥穗八分，北防风八分，北细辛（小于四分），引加灯心。地黄汤君药为小生地，在全方中剂量最大，生地黄养阴清热、生津、润下通便。紫正汤君药为紫荆皮，郑梅涧将其删去。故删减后的处方更注重养阴清肺。

（2）"润下"与"养阴清肺"

郑梅涧从临床中体会到大便通畅对疾病转归的重要性，他说："此症服药，大便解出结粪，地道通而肺气行，邪从大便出。"分析全方组成，君药小生地也是生津润下通便的主要药物。

中医理论认为，肺与大肠相表里，润下通便，通腑可清肺热。故"润下"的通腑法就是"清肺"法。下法不用峻猛之大黄、芒硝，而用润下之生地，恐峻下伤津耗液，体现了治疗热性疫病刻刻顾护津液，存得一分阴液，便得一分生机的治疗学思想。故"润下"方可"存阴"，"存阴"有利于"养阴"。

（3）疗效与意义

郑梅涧在《重楼玉钥·梅涧医语》云："喉间发白之症，予经历十余，俱已收功。"古人著述无功利性，郑梅涧基于所创病因病机学说的治则和方药，治疗十余例白喉，均取得了良好的效果，无一例死亡，与清代白喉病死率达48%左右相比，疗效有非常显著意义。进而说明，郑梅涧所创白喉病因病机学说，并非凭空臆想，而是源于临床医疗实践，有临床证据支持。

5. 启迪名方创制

郑枢扶与郑既均继承父亲郑梅涧"养阴清肺"治疗学思想，反复筛选优化父亲的处方，从临床实践中体会到白喉宜忌药物74种，约在1795年确定了养阴清肺汤的药物组合，其创方的治疫思路、适应病症、病因病机、治则治法均承自郑梅涧而未变。所创养阴清肺汤如下：大生地二钱，麦冬一钱二分，生甘草五分，元参钱半，贝母八分（去心），丹皮八分，薄荷五分，炒白芍八分，不用引。质虚，加大熟地，或生熟地并用；热甚，加连翘，去白芍；燥甚，加天冬、茯苓；如有内热及发热，不必投表药，照方服去，其热自除。

比较养阴清肺汤与郑梅涧治白喉用药可知：养阴清肺汤8味药中，有4

味药源自郑梅涧处方（生地、丹皮、薄荷、生甘草），君药未变，并将"京赤芍八分"易为"炒白芍八分"，加3味药（麦冬、元参、贝母）以增强"养阴润下清肺"之力。

回眸养阴清肺汤的发明过程可知，郑梅涧立"热邪伏少阴，盗其母气"病因病机说，确立养阴清肺治则，初定养阴清肺方药，为其子郑枢扶、郑既均筛选优化处方，创制"养阴清肺汤"奠定重要基础。"养阴清肺汤"的发明，是新安医学郑氏喉科两代三位医家共同实践的成果，是学术经验积累叠加的效应，是我国中医药工作者防治疫病的科技智慧结晶。

6. 现今临床价值

现今使用白喉疫苗后，白喉发病率明显下降，而病死率下降不明显。据中国预防医学科学院和卫生部疾病控制司专家分析，单纯西医治疗白喉"病死率相对较高，在10%以上"。国外文献报告，白喉发病率明显降低，但发病后的死亡率也在10%左右。

使用养阴清肺汤可以降低病死率。据黄全保报告，江苏省江阴市人民医院传染科于1985年10～12月治疗白喉55例，治疗方法是中西医结合，在用白喉抗毒素剂、抗生素的同时，55例全部口服养阴清肺汤加减，55例中治愈54例，伪膜一般在用药后1周内消失。死亡1例，病死率在1.8%；死于第18病日，死因为心肌炎，心脏骤停。因此，用养阴清肺的养阴清肺汤、中西医结合治疗白喉，可进一步降低病死率。

7. 异病同治

中医"异病同治"理论认为，表现不同的疾病，如果发病机理相同，可以采取相同的治法。随着"异病同治"研究的进展，养阴清肺汤治疗"虚""燥"所致疾病的病种范围不断扩大。

自1795年发明养阴清肺汤至今，治疗白喉的养阴清肺汤"老药新用"，应用领域逐步拓宽至多个学科。查阅1979～2012年期刊论文统计，近300

篇文献报道了养阴清肺汤在临床新用于五官科、内科、妇科、肿瘤科、眼科40余种疾病，其中，耳鼻喉科病症有白喉、慢性咽炎、鼻炎、慢性鼻咽炎、放射性咽喉炎、急性扁桃体炎、失音等，论文36篇；呼吸科病症有肺炎、肺不张、肺脓肿、哮喘、咯血、肺间质纤维化、咳嗽、COPD、急慢性支气管炎、肺结核、放射性肺损伤等，论文110篇；儿科病症有川崎病、扁桃体炎、艾滋病、咳嗽、出疹性疾病、肺炎、疳病、口腔炎、高热、咽喉炎、声带息肉、百日咳、鼻后滴漏综合征等，论文62篇；眼科病症有干眼症、聚星障、结角巩膜病变、火疳症、目劄、视神经炎、葡萄膜炎、老年眼底病、眼科血症等，论文39篇；口腔科病症有口腔溃疡、口腔炎、急性放射性口腔黏膜反应、口腔扁平苔藓、慢性唇炎、口臭等，论文24篇；心血管内科病症有肺源性心脏病、病毒性心肌炎、胸痹心痛等，论文6篇；泌尿内科病症有水肿、小便异常、复杂性尿路感染等，论文6篇；妇科病症有经行咯血、经行吐衄、经行失音、妊娠失音等，论文4篇；皮肤科病症有瘙痒症、痤疮、过敏性皮疹、荨麻疹、斑丘疹等，论文8篇；肿瘤病症有鼻咽癌、乳腺癌、甲状腺囊内乳头状癌、肺癌、胃癌、食管癌等，论文16篇；其他病症还有白塞氏病、颤证、慢性重型肝炎、便秘、干燥综合征、糖尿病、内伤发热、梅核气、急性感染性多发性神经根炎、斑秃、破伤风、阳痿、艾滋病、头痛、再障等，论文20篇。

由于养阴清肺汤老药新用的文献较多，各学科仅举数例以说明之。

（1）养阴清肺汤治疗五官科疾病

吕树奎用养阴清肺汤加减（玄参15克，麦冬20克，生地黄20克，桑叶10克，浙贝母10克，薄荷6克，僵蚕10克，地龙10克，蝉蜕6克，桔梗6克，甘草6克）治疗喉源性咳嗽142例，其中痊愈83例，占58.5%；有效48例，占36.4%；无效11例，占8.3%；总有效率92.3%。方药配伍使肺阴得养，郁火得清，风邪疏散，咽喉畅利，肺复宣降，气机和调，咳嗽自止。

梁云燕用本方加减治疗声带黏膜慢性充血、肿胀、增厚，有较好的控制作用，说明养阴清肺汤治疗声带病，有较好的疗效。此外，养阴清肺汤治疗鼻炎、急性扁桃体炎等的运用亦多。

（2）养阴清肺汤治疗肺系疾病

基于养阴清肺汤的滋阴清肺、凉血解毒的基本作用，后世将其广泛用于各种原因所导致的肺系疾病。吕敬江等用养阴清肺汤治疗支气管咯血25例，全部患者均获痊愈。其中1个疗程治愈者20例；2个疗程治愈者5例；服药止血最少1剂，最多10剂。

高轶峰等用养阴清肺汤治疗老年慢性阻塞性肺气肿（COPD）60例，显效43例，有效14例，无效3例，总有效率为95%，治疗组疗效明显优于对照组（$P<0.05$）。COPD是老年人的常见病，在疾病的急性发作期可引起患者发生肺心病、呼吸衰竭等严重并发症，处理不当会危及生命。使用此方可以使咳嗽、气喘等症状消失，痰液的颜色变白或者明显变淡，痰液的黏度变稀薄，痰量明显减少，呼吸急促症状明显减轻等临床指征好转，实验室检查情况都有所好转。

（3）儿科疾病

小儿为"稚阴稚阳"之体，生理病理特殊，在临床上经常巧用养阴清肺汤来治疗儿科的诸多疾病。於志娟用养阴清肺汤加减治疗小儿上气道咳嗽综合征（UACS）。本病多因脏腑虚损、邪滞内蕴所致，为虚实夹杂。其病理因素不外乎风、痰、瘀、虚，病位责之于肺脾。基于此理论，用养阴清肺汤去芍药加南沙参、玉竹、白扁豆、炒黄芩为主方加减，共奏清热益气、养阴润肺和护脾化痰、活血散瘀疏表之功。尚莉丽用养阴清肺汤治疗小儿恢复期喘嗽之阴虚肺热证，发现用药后低热、干咳、盗汗、午后潮热症状改善明显，病程缩短。此外，通过实验发现，养阴清肺汤可以调整患儿外周血 T 细胞亚群，使其短期内可以恢复正常。

（4）眼科疾病

宗诚等用养阴清肺汤治疗肺阴不足型干眼病，总有效率 93.3%；钟欣娜等用养阴清肺汤治疗干眼症，临床效果显著。

（5）口腔科疾病

李宗宪等人用养阴清肺汤治疗放射性口腔炎，可减轻症状，并且又可作为预防使用。陈春元用养阴清肺汤治疗肺胃积热性口臭，效果显著。

（6）其他内科疾病

陈颖发现，"咽炎一日不除，心肌炎则一日不辍"，伴有慢性咽炎的心肌炎证属虚燥的病人，用养阴清肺汤治疗喉痹（咽炎）时，病毒性心肌炎亦比较容易痊愈。戴文林用养阴清肺汤治疗慢性肾炎综合征并尿感取得佳效。

（7）妇科疾病

万世鉴等在临床上遇到许多妇女经期吐衄的现象，大都与阴虚火旺有关，所以用具有滋阴凉血作用的养阴清肺汤化裁治疗。

（8）皮肤科的运用

养阴清肺汤具有良好的养阴清肺、清热解毒兼辛凉而散的功效，冯璐用该方治疗寻常性痤疮，疗效显著。

（9）肿瘤科的运用

谭开基等人用养阴清肺汤治疗晚期乳腺癌，疗效显著。

8. 治疫思路与方法的现今意义

时代在发展，疫病的疾病谱也在不断变化，临床呼唤创新，创新需要思路，思路决定出路。分析郑梅涧成功治疫的思路，可以为现代中医的防疫治疫提供新启迪、新思路、新方法。

（1）治疫思路三要素

创新思路不能想当然，一个成功的中医治疫创新思路有"观察""立说""验证"三要素——要通过周密的临床观察，要基于中医基础理论提出病因病机学说，并经过临床治疗实践的检验。

从《重楼玉钥·梅涧医语》可知，郑梅涧对疫病白喉有细致的临床观察，所创"热邪伏少阴，盗其母气"病因病机学说，即源于中医基础理论的疫病"伏气学说"和"五行学说"，并亲手治疗十余例白喉，均取得了良好的效果，与同时期国外白喉死亡率 50% 相比较，其无一例死亡，实践检验证实其可行性。

郑梅涧成功治疫三要素，也是当今中医治疗疫病创新方法的必经之路。

（2）治疫方法新启迪

深入体会郑梅涧的治疗疫病思路，具有重要的现实意义。郑梅涧治疗疫病白喉本虚标实的方法有三个要点：

其一，疫病初起就有虚证，提示疫病初起就要扶正，扶正"贵早"。早一天扶正，少一分传变，多一分生机。

其二，病属热邪的疫病，诊断明确就要用养阴，即"贵阴"扶正法。阴盛则阳长，正盛则邪自退。

其三，病位在肺的疫病，治疗注重通腑法。肺与大肠相表里，通腑就是清肺。"润通"以存阴液，存阴有助正气，体现郑梅涧临床治疗"贵阴"学术思想。

延伸郑梅涧治疗疫病的思路与方法，我们认为，对于病发部位位于"肺系"，病性属于"热邪"的疫病，如对"非典"（重症急性呼吸综合征，SARS）、"甲流"（甲型 H1N1 流感）、"手足口病"等传染病的诊治，可提供新的思路与方法。

（八）三针学说

《重楼玉钥》下卷是我国首部中医喉科针灸学专著，集中反映了郑梅涧的针灸学术思想。此外，《重楼玉钥》上卷也载有部分针灸内容。

郑梅涧学识渊博，不仅在喉科、内科、儿科造诣很高，还是一位针灸学大家。郑梅涧的学术传人方成培在《重楼玉钥·原叙》中有云："郑梅涧……救危起死，不可胜数。余尝见有垂毙者，先生刺其颈，出血如墨，豁然大愈。其妙如此。"文献说明郑梅涧用针刀治疗"危""死"及"垂毙者"，取效迅捷，痊愈率高。

我国著名针灸学家魏稼教授于1985年将郑梅涧治疗咽喉急性热病的针灸论述总结为"三针学说"。1987年，"郑宏纲的针灸学说"（三针学说）入选高等中医院校针灸专业试用教材《各家针灸学说》。2005年，"郑宏纲的针灸学说"入选新世纪高等中医药院校针灸推拿专业试用教材《各家针灸学说》。2010年，"郑宏纲的针灸学说"入选高等中医药院校针灸研究生试用教材《针灸流派概论》。

三针学说的主要内容是"开风路针法""破皮针法""气针法"，兹进一步解读并完善如下。

1. 开风路针法

"开风路针法"阐述了针刺治疗喉风的方法与机理。"风路"指风邪壅滞经脉之路，"开风路针"指开通风邪壅滞经脉之路的针法。"开风路针法"的主要内容包括病因病机、适应病症、治疗方法、治疗机理四个方面。

（1）病因病机

郑梅涧认为咽喉诸症的病因病机非只一端，但感受风邪，风壅肺胃经络是主要矛盾。文献依据有三。

①《重楼玉钥》指出喉风的病因为风："喉风都是风邪""喉风诸症，皆由肺胃脏腑深受风邪"；②病机为郁热风火相搏，致气血闭涩："热风火相搏，致气血闭涩，凝滞不能流行，而风痰得以上攻，结成种种热毒""凡诸病之作，皆由血气壅滞不得宣通"；③《重楼玉钥》篇目的总名为"喉风三十六证"，各种喉症亦均以"喉风"命名之，如"乳蛾风"。

（2）适应病症

汇总《重楼玉钥》"开风路针"的适应病症，有叉喉风、咽疮风、鱼鳞风、双松子风、帝中风、双燕口风、重腭风等。又，双缠风"初起，外颈红肿至咽喉，亦皆满塞，不分红白，渐四围俱肿……若颈项遍肿及头亦肿者，属极重症，却可治，须开风路针"。双缠风与西医下颌下隙感染（卢德维氏颈炎）相似，属危急重症，故"开风路针"可用于极重症。

《重楼玉钥续编》中记载了"开风路针"适应危急重症。郑梅涧的学术传人方成培在《重楼玉钥续编·论喉痹关乎运气而有火湿寒之异》中云："（喉痹）发时牙关紧，喉舌肿，口碎腥臭，重舌，或舌苔黄而有刺，便闭者，此是热症，赤麟散、角药、紫地汤、金丹、碧丹、开风路针，皆神效。"又如："走马喉痹"属喉科痹闭急症，症见"肿连颊骨，壮热烦闷，数数吐气者是也。此肺脾不利，热毒攻冲，发于咽喉所致。急开风路针，吹赤麟散，噙角药，服紫地汤或解毒雄黄丸，缓则不及"（《重楼玉钥续编·走马喉痹》）。再如：缠喉风亦是喉科急症，症见"喉肿而大，连顶肿痛，喉内红丝缠紧，势如绞转，且麻且痒，手指甲青，手心壮热，痰气盛涌如锯，手足厥冷，或两颐及项赤色，缠绕发寒热者亦是。先两日必胸膈闭滞，痰塞气促，最为急症……此症开风路针，吹赤麟散，服紫地汤，更神效"（《重楼玉钥续编·诸证补遗》）。说明郑梅涧的开风路针可以治疗喉痹重症。

（3）治疗方法

开风路针要根据病情轻重分三期"按穴针刺"，即按疾病初起期、加重期、极重期选用不同的穴位进行治疗。咽喉诸风二期的具体方法如下。

疾病初起期：从少商、少冲、合谷，以男左女右，各根据针法刺之。

疾病加重期：在少商、少冲、合谷三穴的基础上，加囟会、前顶、百会、后顶、风府、颊车、风池诸穴针之。留肩井、尺泽、曲泽、小海、少海、商阳、中冲、照海、足三里、隐白诸穴，看病势轻重用之，不可一时针尽。

疾病极重期：在疾病初起期和疾病加重期选穴的基础上，周身用针。

（4）治疗机理

郑梅涧认为喉风治疗宜开通风壅之路，故又称开风路针。《重楼玉钥》与喉风诸症治疗机理相关的内容有三：①"所谓开风路针者，盖喉风都是风邪，按穴针刺，开其风壅之路，使之外出也。"②"喉风诸症……故宜以针法开导经络，使气血通利，风痰自解，热邪外出。"③"开通周身经络，使风热结邪得杀其势，而气血遂能流利营运。"

郑梅涧的"开风路针法"必用少商、少冲、合谷三穴，盖少商属手太阴肺经，少冲属手少阴心经，二穴相配，能清泄心肺邪热；合谷与少商为手阳明大肠经表里配穴，能使肺胃之热从大肠而泄。

郑梅涧的"开风路针法"在疾病加重期精选督脉诸穴。督脉有统领制约和影响全身的阳脉及阴脉的功能，《素问·骨空论》王冰注谓："督脉者，以其督领经脉之海也。"魏稼解释选穴机理谓："乃因风为阳邪，督脉督于阳之故。"

2. 破皮针法

"破皮针法"是用针刀刺破患部以治疗喉症的针法。"破皮针法"的主要内容包括破皮针具、治疗部位、操作方法、治疗机理四个方面。

（1）破皮针具

《重楼玉钥》记载治疗疾病所用破皮针具名为"破皮针""破皮刀"和"破皮针刀"。《灵枢·九针十二原》载有九种针具：镵针、圆针、𬭳针、锋针、铍针、圆利针、毫针、长针、大针。《重楼玉钥·斗底风》原注说："破皮针即铍针也。"说明郑梅涧所用的针具为《灵枢》九针的铍针。

铍针形如刀剑，其大小有所不同，郑梅涧把大者称"破皮刀"，小者称"破皮针"。《灵枢·官针》曰:"九针之宜,各有所为;长短大小,各有所施也,不得其用,病弗能移。"指出九针的形状、用途各异,据情选用,方可去病。当适应病症的破皮范围较大时,如"重腭风""木舌风""重舌风""合架风""角架风",郑梅涧则用"破皮刀";当适应病症的破皮范围较小时,如"爆骨搜牙风""牙痛风""悬痈风""驴嘴风""鱼腮风""双搭颊风""瘰疬风""乘枕风",则用"破皮针"。

(2)治疗部位

郑梅涧用"破皮针"治疗部位多为患部及其附近。如"斗底风"取胸前青筋边;"双燕口风"取靠肿处;"木舌风""重舌风"取舌下弦两边无筋处;"合架风"取红肿处;"爆骨搜牙风"取齿肿处或牙缝中有红紫血管处;"悬痈风"取红肿处;"驴嘴风"取两旁肿处;"瘰疬风"针核上;"穿颔风"取肿头等。

(3)操作方法

主要有刀切法、针刺法、针挑法三种。刀切法用于"重腭风""合架风"等;针刺法用于"悬痈风""驴嘴风"等;针挑法用于"爆骨搜牙风"等。

魏稼总结郑梅涧破皮针治疗的注意事项:"第一,刺宜浅,如'双燕口风''双搭颊风'均提到不可深刺;第二,强调放血,如'爆骨搜牙风''悬痈风''重腭风''鱼腮风''双搭颊风''瘰疬风''穿颔风'等均主张出血。"

(4)治疗机理

破皮针刀的治疗机理有"导邪外出""判断疾病预后"两方面的内容。

导邪外出:通过破皮针刀在患病部位的针法,使患部出血,属于针灸学的放血疗法,可以增强疗效。《重楼玉钥》原叙云:"余常见有垂毙者,先生刺其颈,出血如墨,豁然大愈,其妙如此。"即说明郑梅涧运用放血疗法有丰富的经验,"出血如墨"之"墨",说明风热壅塞,气滞血瘀,阿是穴放血，可以导风邪外出，使经气运行通利。

判断疾病预后：郑梅涧临床经验，针刺时针路有血，为气行血脉通利；"针路无血，乃风热壅塞，则受郁邪日深，最为险症，多致不救"。

3. 气针法

"气针法"是针刺十四经穴的一种针法。《针灸聚英》云："'气针'者，有浅有深，有补有泻，候气候邪之难，不可误行，恐虚者反泻，实者不宣，又以为害。"

"气针法"的主要内容包括有气针针具、治疗部位、操作方法、适应病症、治疗机理五个方面。

（1）气针针具

分析《重楼玉钥》全部内容可知，气针的针具即毫针。《重楼玉钥》称"气针"的原因有二。

①以功效命名针具。"气针"用于针刺十四经气穴。与之相应，调气之针具称为"气针"。所谓"气穴"，因穴位与脏腑经络之气相通，《内经》称腧穴为"气穴"，如《素问·气穴论》云："气穴三百六十五，以应一岁。"

②"气针"和"破皮针"是相对而言。"破皮针"破皮放血，"气针"针刺"气穴"调气。

（2）治疗部位

气针治疗的作用部位为十四经的腧穴。

（3）操作方法

《重楼玉钥》下卷"持针歌"谓："以右手持气针于穴上，势若握虎……插至应止之处。"从"插至应止之处"可知，毫针行针深度有一定的规范，且比浅刺之"破皮针"的深度要深。

气针的下针、行针、退针时，均有医者用"气"的要点。《重楼玉钥·持针歌》介绍"气针"的操作方法，下针时"心小力雄""势若握虎，不敢放松"，行针时"着力漫旋插，插至应止之处"，退针时"吸气三口，然后方提针徐徐而出"。

（4）适应病症

《重楼玉钥》载用气针治疗坐舌莲花风等病症，如："坐舌莲花风（舌下腺囊肿）……症甚者，外用气针。""夺食风（即呛食风）泡若起喉内……只须气针，针百会、前顶、后顶三穴，内泡自平。"

（5）治疗机理

气针的治疗机理有"诸药之先锋""调气为目标"两方面的内容。

诸药之先锋：郑梅涧治疗喉风诸病多采取"针药并用"，"气针"和"中药疗法"是两种主要的治疗手段。施用"气针"和"中药疗法"的先后顺序，多为先针刺以调理经气，后再内服中药，即先针后药。《重楼玉钥》云：气针是"诸药之先锋"，是治疗"喉风之妙诀"所在。

调气为目标："气针法"以调理经气为治疗目标。《素问·气穴论》云："气穴之处，游针之居。"气穴为气脉通流之处，可按穴而施以气针，以调理病变的经气；气行血脉通利后，再用"诸药奇方层层调治"，可以大大提高疗效。

魏稼云："'气针'与'破皮针'两法，能相辅相成，相互补充。选用得当，能最大限度发挥毫针与铍针，深刺与浅刺，调气与放血，十四经穴与阿是穴的治疗作用，对提高疗效有重要意义。"

郑梅涧除以上"三针"学说之外，还有治疗喉风的三张针灸经验处方，还有灸火治疗"落架风""火刺仙方""治一切喉痹……命在顷刻者"，均具有独到之处。

郑梅涧

临证经验

一、喉科临证经验

（一）喉风忌发表

郑梅涧对表证治疗有所创新，提出"喉症忌表"说。

郑梅涧基于表证治疗法则的沿革和对阴阳学说的理解，并从咽喉的生理特性和临床实践中体会到，治疗咽喉表证不宜使用辛温药物发散表邪。如《重楼玉钥·咽喉诸症禁忌》曰："凡咽喉诸症，切不可发表。"创治喉痹等外感热病的"喉症忌表"治疗法则。

咽喉诸症的治疗，忌发表、宜配以补益的治则可溯源于《内经》。《内经》强调咽喉病症与阴阳气血的关系，指出形体过于劳苦，精神也苦闷的人，多发生咽喉疾病，宜用各种味甘的药物补益调治。《素问·血气形志》说："形苦志苦，病生于咽嗌，治之以百（甘）药。"盖嗌主天气，咽主地气，天者阳气，地者阴气，此阴阳气血皆伤，病生咽嗌，宜甘药以补之。此为后世指出了补法治疗咽嗌病症的用药原则。

汉代，《伤寒论》治表证用辛温发散麻黄汤、桂枝汤。但《伤寒论》峻汗禁例中指出："咽喉干燥者，不可发汗。"这是指不可用辛温峻汗之剂，如麻黄汤、大青龙汤等。

后世喉科医家治喉痹等外感热病初起，均沿用"发表不远热""辛温宣散"的发表方法。如明·王肯堂《证治准绳·杂病》认为治疗喉痹以"发散""取痰"为法，并指出应随病情变化，采取不同的治法，"初起通用甘桔汤，不效加荆芥一钱半，重者如圣汤"；清代《经验喉科紫珍集》《增删喉科心法》均荐用《摄生众妙方》荆防败毒散（荆芥、防风、羌活、独活、柴胡、川芎、枳壳、茯苓、甘草、桔梗、前胡、人参、生姜、薄荷），系辛温宣散发表之方。

随着中医学术的发展和外感热病治疗法则的不断进步，不断创新，咽喉急症的治则治法也渐趋完善，后世医家用"辛凉解表"法取代"发表不远热""辛温宣散"治疗外感热病表证。

郑氏喉科治疗咽喉诸症执养阴，忌发表。《重楼玉钥》创新性指出"咽喉诸症，切不可发表"。

1773年，清代著名医家沈金鳌《杂病源流犀烛》也提出"喉症最忌发汗"的"喉症忌表"说："咽喉症，皆火病也……喉症最忌发汗，误人不浅，或针砭出血，即汗之之义。"

1804年，继承父亲衣钵的郑枢扶在《咽喉辨证》中总结其临床经验指出："喉症最忌发表，无论初起恶寒发热与否，只须辛凉而散，兼养阴以制之，不必祛热而热自除，喉患亦渐松减。"郑枢扶解释说："六气之中，感发喉患，不独风寒与火，而暑、湿、燥亦然。唯暑、湿成咽痛者特稀，每感燥而发者多，盖因肾水不足故也。若临证不辨明，一见发热，便施表散，凡属风者，虽得其宜，或由寒者，则非辛温不可。其属火者，固宜清降，亦当辨其虚实与郁，唯实火宜清降，虚火则当壮水，郁火则宜升发，至湿与燥，又岂可表散耶。"

郑枢扶基于"阅历"和"验效"，进一步发微父亲郑梅涧"喉症忌表散"学说，他指出："（喉痹等咽喉病症）初起似疟，怯寒发热者，乃喉患之本象也，并非外感风寒，切勿妄用羌、独活，秦艽、苏叶、桂枝等味，盖喉患本发于脏腑，非太阳膀胱表证也。若谓开首必须表散，以为层治次法，此依稀影响之医，从事俗见，究无根柢之学。殊不知火被升散而愈炽热，得辛温更致阳盛则闭，必轻则致重，重则致危，莫可挽救。"

探析"喉症忌表"说的成因有二。其一，咽喉的生理特点致"喉症忌表"：中医咽喉生理特点为"咽需津濡，喉需液养"，治疗喉痹要注意刻刻顾护津液，所谓"存得一分津液，便得一分生机"；发表药多属于辛温之品，易劫阴伤津，故治疗喉痹当慎用辛温发表。其二，治疗法则创新与进步：随着中医学术的发展，治疗法则在不断创新与进步，喉痹等咽喉病症的治则治法也更趋完善。早前治喉痹等咽喉病症初起，用"发表不远热""辛温宣散"的发表方法，已被后世医家的"辛凉解表"法取代。郑氏喉科在大量的临床实践中，于此深有失败的教训和成功的经验，乃提出"喉症忌表"、忌辛温发散，只需辛凉而散兼养阴，即可祛邪热的治疗法则，攻补兼施，亦医学进步使然。

（二）喉风忌寒凉

喉风是中医喉科咽喉口齿温热病的总称。郑梅涧鉴于治疗喉风滥用寒凉，导致许多患者死于非命的流弊，提出喉风"忌用寒凉"学说。

《重楼玉钥·诸风秘论》是对喉风病因病机、传变趋势和治疗法则的总论。其中指出："有人云喉风无非热症，便乱投凉剂……夭枉人命者众矣"；对于喉风，"要症候认真，随轻重治之，不可误投凉药"。此处的"凉药"，指大苦大寒之品。

郑梅涧的喉风"忌用寒凉"说，对当今临床仍具有重要的理论指导意义。20世纪90年代初，南京中医药大学校长周仲瑛教授和笔者谈及治疗感染性热病的误区，周仲瑛说："现在中医学院毕业的医生，不明辨证施治。一看到感染发热，就用'板蓝根颗粒'。殊不知板蓝根属大苦大寒之品，邪热未除，正气已伤。"国医大师周仲瑛的忧思说明，治疗感染性疾病滥用苦寒，是中医辨证思维的西化，所谓"清热解毒，以抗感染"，误区多多，亟待引起中医学术界和高等教育的重视，临床医师更当悟透先贤和国医大师的慧识。

（三）拦定风热

郑梅涧治咽喉急性热病创辛凉养阴学说，"拦定风热"治则是辛凉养阴学说的核心理念之一。

喉风诸症多属于急性热病范畴，在喉风诸症的内治方面，郑梅涧首创"拦定风热"的治疗思路。《重楼玉钥》指出："大凡用药，自内攻出为上策，取痰攻上为中策，沉为下策。热重者，令去内热，用药取病归上，拦定风热。"

拦定风热，意即将喉风实热证的病邪阻止、固定在原发病位，并使疾病转危为安。

拦定风热思路的理论基础，源于郑梅涧对喉风传变趋势的认识。咽喉外感风热证病位在"上"在"表"，其疾病发展的趋势多为向"下"入"里"。郑梅涧在《重楼玉钥·风诸秘论》中阐述咽喉口齿诸风治疗不当的传变途径："不如是，则病入胃鬲，因传于心肺中，辄变他症。"

阻拦病邪于原发病位，注重病势的"截断扭转"，防止疾病的传变的治疗思想，是郑梅涧在感染性疾病治疗领域的发明创造，具有理论创新和应用创新的特点，值得进一步研究。

（四）气血并治

郑梅涧治咽喉急性热病创辛凉养阴学说，"气血并治"治则是辛凉养阴学说的核心理念之一。

《重楼玉钥》云："喉风诸症初起，必作寒发热，头痛，大便秘结，小便赤涩，以紫正散、地黄散，合服勿离，其药乃气血并治。"以上文献的要点有四。

①喉风疾病病邪为风热实证，疾病病程为"初起"阶段。

②"作寒发热，头痛""大便秘结，小便赤涩"提示疾病病位在表在气，尚没有入里入血。

③治疗的方药为紫正散、地黄散合服。紫正散为辛凉之剂，疏散喉风风热；地黄散为养阴之剂，制约辛凉疏散太过，并散血中邪热。

④治疗喉风风热证，病邪在表在气，就要使用养阴的方药。

郑梅涧治疗喉风的"气血并治"意义有三：其一，早期治疗，轻病防重，即在疾病早期及时予以治疗，防止病情发展；其二，先证而治，既病防变，即在疾病传变过程中，在证候尚未显露或微露端倪之时给予预防性治疗，防止并病或变证的发生；其三，喉风早期治疗用养阴药，是防治疾病传变的关键和创新。

（五）喉科吹药疗法

中医喉科的吹药，在中医临床治疗与学术理论上均占有重要地位。由于国内中医喉科世家在吹药的制作与应用方面多珍而秘之，故相关论著甚为鲜见。郑梅涧在《重楼玉钥》中使用了大量的喉科吹药，兹就郑梅涧制药用药经验分析如次。

1. 喉科吹药概说

（1）喉科吹药的内涵、外延与研究范围

喉科"吹药"是中医学的专业术语。"吹"指给药方式，"药"指中药末药，亦即散剂；吹布给药治疗咽喉口齿唇舌疾病的散剂，称喉科吹药。

从吹药发展的历史和临床药理观点看，凡经"敷""吹""喷""掺""洒""绵包"等方式将中药散剂置于咽喉口齿唇舌患处，经"噙""含"吸收而产生药效的中医方剂，当均属于喉科吹药范畴。

喉科吹药的研究范围当为局部外用治疗咽喉口齿唇舌疾病中药散剂的单、复方，研究其方药组成、加工制作方法、给药方式、药物吸收机理及药物作用机理。

（2）喉科吹药名词沿革

喉科"吹药"一词，作为中医喉科的专业术语，其产生较迟。在历代中医文献中，用于咽喉口腔疾病的中药散剂，最先并不称之吹药，因给药方式不同，而有"傅（敷）药""掺药""喷药"之异；因吸收方式不同，而有"噙药""含药""噙化药"之不同。明清时期，中医喉科学术发展十

分鼎盛，在清代，喉科吹药一词为喉科医家认同，使用十分广泛，一些著名喉科专著均以"吹药"径作方剂名称。如《重楼玉钥》的"吹药方"、《喉科指掌》的"金不换吹药"、《咽喉经验秘传》的"喉症吹药"。

（3）喉科吹药的治疗

喉科吹药的治疗方法属外治法范畴，外治法的起源可以追溯到人类的起源，可以说有了人类就有外治法。

喉科吹药的剂型属散剂，散剂是一种古老的剂型，《内经》十三方尚无散剂外用；《伤寒论》《金匮要略》《名医别录》《肘后备急方》中有散剂外用的记载，但未用于咽喉口齿疾病。

唐代最先使用散剂外用治咽喉口齿疾病，《千金要方》用"角蒿灰，傅（敷）齿间"治齿病；用"乱发灰、故絮灰、黄连末、干姜末四味等分和合为散，以粉疮上"治"口旁恶疮"；以"附子、黄连、矾石三味末之，内管中，强开口吹之，入喉间，细细吹之"，治"牙痛塞，口噤不开"；用"杏仁、鸡子，同研匀，傅肿处"，治"卒风、咽肿"。

宋代，在《太平圣惠方》242首治疗咽喉病方中，已有多首用敷、涂、吹等方式给药的中药散剂方，如马牙硝散（马牙硝、硝石、硼砂）、白矾散（白矾、脑砂、牙硝）等。

明代，出现了最早的喉科专著《口齿类要》（1528年薛己撰），吹药已从单味药向复方转化。

清代，中医喉科学术发展进入鼎盛时期，用吹药治疗咽喉口齿唇舌病取得了较大进展。如《重楼玉钥》所载54首方剂中，用吹、喷、涂、敷的散剂吹药即有36首，所占比例之大，说明了喉科吹药在治疗中的作用日趋受到著名喉科医家的重视。

2.《重楼玉钥》吹药方剂

《重楼玉钥》载方69首（包括有方名而未列药物者及有药物而无方

名者），其中治疗"喉风"诸症者凡51首。这51首中，有37首为枢扶氏"广收诸名家奇方"而增入的，其余14首除四物汤（《太平惠民和剂局方》）和六味地黄汤（《小儿药证直诀》）外，都是郑氏精心创制的。在《喉风三十六证名目》中使用的有10首，按在"喉风三十六证"的使用频率，紫正散和地黄散是最常用的内服方，辛乌散和冰硼散是最常用的外敷方和吹药方。这4方在"喉风三十六证"中的应用最为广泛，且常配合应用。诚如《重楼玉钥·秘诀》所说："喉风诸症初起，必作寒发热头痛，大便秘结，小便赤涩，以紫正散、地黄散合服，勿离其药……痰涎甚者，用角药（辛乌散）调井水噙口取之，使痰涎外涌不停，蓄于肺胃，兼吹回生丹（冰硼散），亦拔热邪外出也。"

由于药品管理方面的原因，喉科吹药的应用与研究在近代较为迟缓，有面临失传的危机，故亟待继承整理，发扬光大。

3.《重楼玉钥》吹药加工制作

（1）喉科吹药炮制加工的目的

喉科吹药炮制加工的目的有五点：①去除杂质：使药物清洁纯净，挑选好者入药，以保证质量和用量准确。②矫味：有些药物有特殊的腥臭，作为吹药易使患者恶心呕吐。如《重楼玉钥》吹药加工的"炼人中白法"：取大块人中白，"放瓷盆内，置屋上，任其霜压雨淋风吹日炽，如此一二年，或多年更妙。取下放新瓦上，以炭火炼红烟尽为度，再研细收贮候用。愈陈愈妙。"经加工后可除其臭味。③降低药物毒、副作用：有些药物毒性较大，加工后可减除毒性。如《重楼玉钥》雄黄解毒丸用"巴豆十四粒，去壳，并去尽油"，就是巴豆去油取霜的加工方法。④增加品种：取两种以上药物的特殊复合加工，以扩大药效范围，如西瓜霜、甘中黄。⑤减小药物的颗粒度，增加药物体表面积，以利药物的局部吸收。

（2）喉科吹药的初步加工制作

吹药的制作亦即散剂的制作，但有其特殊性。喉科吹药的加工制作可分为初步加工和粉碎加工两个过程。

初加工首先是挑选药材。郑梅涧嫡传郑景岐主任医师指出，为取得良好的药物疗效，对病家负责，家先辈历代均遵循"一腔浑是活人心"的医训，对喉科吹药的选药十分严格，所谓"合药虽无人见，心诚自有天知"，选药强调地道药材，质优而净者，谓之上品，对受潮霉变、伪品、代用品、含杂质者均不入选。

在挑选药材的基础上，初加工有浸漂、晒、露、炒、锻、淬、制霜、压油等方法，因各病症需要，及因具体药物的特性而选用其中的一种或几种方法。

（3）喉科吹药的粉碎加工

《重楼玉钥》中的吹药加工要求"乳细"。如《重楼玉钥》推车散："取推车虫（即羌螂），炙，研极细末，每一钱加入干姜末五分，同乳细，收固。""乳细"即粉碎加工到中医喉科吹药的标准。

（4）粉碎加工的工具

粉碎加工的常用传统工具为碾槽、乳钵、药筛、鬃刷、药勺五种。

（5）喉科吹药粉碎的方法

喉科吹药粉碎的方法有单研法、水飞法、混研法、串研法四种。

单研法：即单味中药碾轧研细至所要求的颗粒度。在一料吹药中，对用药量较少，价格昂贵或易挥发的药物如麝香、冰片、朱砂等均必须用单研法，以减少加工时的损失。单研时，将药材放入小号乳钵内研细。

水飞法：水飞法见于《重楼玉钥》生肌散中的赤石脂加工法，其云："水飞数次再用。"水飞是将药物适当破碎，置乳钵中，加入适量清水，研磨成糊状，再加多量水搅拌，粗粒即下沉，立即倾出混悬液，下沉的粗粒再研磨，如此反复操作，至研细为止。最后将不能混悬的杂质弃去。将前后倾出的混悬液合并静置，待沉淀后，倾去上面的清水，将干燥沉淀物研磨成极细粉末。

混研法：即将多味中药混合碾轧研细至所需的颗粒度。由于一料吹药的加工要达到所需的颗粒度，单研法费时费工。可以将一料药中的矿物、动物类药先混合碾轧，再将植物类药混合碾轧。碾轧时可边碾边筛，将剩余粗渣继碾研，可以节省工时。另外，喉科吹药处方中，常有雄黄、硫黄、火硝共用者，此不可用混研法，以防燃烧爆炸。

串研法：是将待研的中药与已研细的其他中药药末混合，再碾（研）至所需的颗粒度。对于一些黏性较大、质地柔润的药物如地黄、山芋肉、枸杞、乌梅等，如用单研法或混研法，均难以碾研细，费工费时，而采用串研的办法，其柔润黏腻之性可因其他药末的吸附而减弱，节省工时。

（6）喉科吹药粉碎程度的标准

喉科吹药作为散剂，其药末的颗粒度没有统一标准，历代医家根据临床经验自行制定。郑氏喉科制药要求能通过家中细筛，在碾研时还常结合以下经验判断。

无声为度：药末在乳钵内乳研时，矿类药末研细时响声较大，动物类、植物类药末研细时亦有响声，当研至无声时，方为合格，所谓无声为度。

指触无渣：药物在碾研时，以手之拇指、中指、食指指尖皮肤搓碾药粉，当感到细腻无渣（无颗粒感）时，方为合格。

点舌化水：将研好之药末置于舌尖，无颗粒感，药物很快溶化成水，亦为合格。

（7）喉科吹药粉碎标准的意义

中医药界通常将小颗粒的中药散剂分为"最细粉"和"极细粉"。郑梅涧所云喉科吹药"研细"的程度是多少？郑景岐传授云：郑氏喉科所制吹药通过自制细筛的颗粒度，相当于国家标准 40/3 标准工业筛的七号筛。七号筛所筛取的"药末"，相当于中医药界所称"最细粉"。

喉科吹药要求比其他学科的散剂细的原因：①咽喉口腔黏膜娇嫩，粗颗粒的散剂易刺激黏膜，引起疼痛感、异物感和不适感。②咽反射敏感的病人易因粗药末颗粒的异物感刺激而引起恶心呕吐。③更重要的是，药末颗粒细，患处黏膜易于吸收，刺激性小；如药末较粗，则不易吸收。

喉科吹药不用研至"极细粉"的原因：①药末研至极细粉，加工难度增加数倍，费时费力。②有些药物如动、植物类药，特别是质地黏腻的药物，研极细粉时所剩药渣较多，难以继续再研至所需标准，浪费药材。③临床应用，喷吹极细粉吹药，药末呈气雾状，极易吸呛入气管，引起剧烈呛咳，甚至恶心呕吐。④喉科吹药施布咽喉口腔患处，其药渣可以下咽，经胃肠道继续吸收，故亦不必研极细。

（8）喉科吹药粉碎加工技巧

喉科吹药粉碎加工节省工时的关键，首先是药物要充分干燥，干燥的药物易于碾研。药材在碾船中碾轧时，及在乳钵中细研时，均要勤于过筛，特别是植物类药，其茎叶的粗纤维不易研细，反复筛除细粉，可加快进度。碾研所剩残渣，不必丢弃，继续干燥后可再碾研，以节省药材，避免浪费。干燥的方法有日晒、置于石灰中吸湿及文火加温除湿数种，可依处方要求而择；如有的处方要求药材不宜见火，有的药材不能遇高温，则只能用前两种方法干燥。用乳钵乳研时，握研锤的手要沉肘紧握，研棒要沉下而不浮躁，用力要匀而不猛，否则欲速则不达。用碾船时亦同此道理。

（9）喉科吹药药粉的混合

《重楼玉钥》的吹药中，有"同乳细"，如推车散；有"临用乳细末"，如真功丹之熊胆；有先研其他药物，再"和乳"者，如保元丹之冰片；有"共乳极细末"者，如真功丹。

喉科吹药按单研法、混研法、串研法研至所需粗细程度后，要混合成方（挥发性药物如麝香、冰片常在临用前研细混合）。混合药末在乳钵内进行，将各药末置入乳钵内，用乳锤徐研。为确保均匀，可将质地较重的矿类药与名贵细料药先混合，再放入其他药末，有利于各种药末混合均匀。

4. 喉科吹药的贮藏

《重楼玉钥》的吹药处方，重视贮藏，即所谓"收固"。如《重楼玉钥》推车散"同乳细，收固"。

配制好的喉科吹药必须妥善贮藏保管。这是因为：①吹药药末研细后，颗粒度小，表面积增大，易吸收空气中的水分而受潮甚至结块。②受潮的喉科吹药在梅雨季节易生霉变质。③喉科吹药中多含有动物类药，此类药中的蛋白质、淀粉成分易为虫蛀。吹药的贮藏，可放入瓷瓶（小口）中，用软木塞塞紧，亦可加蜡封固。

5. 喉科吹药的应用

（1）喉科吹药施药工具介评

喉科吹药为粉末散剂，而咽喉口齿唇舌的病位深而狭窄，没有一定的给药工具，药末难以直达病所。古今医家发明了一些用具供施药，工具由简单到复杂，由简朴到先进，然仍各有优缺点。兹据《重楼玉钥》吹药给药法，郑梅涧嫡传后裔郑景岐主任医师经验及其他各种吹药给药法予以介评。

箸：箸（zhù，即筷子）蘸药施于患处。《重楼玉钥》消瘤碧玉散载用法云："用时以箸头蘸药，点患处。"

药勺：用小勺盛药末，直接倾于患处附近。郑梅涧嫡传后裔郑景岐主任医师常用长条形和方形药勺（中心凹陷以盛药末）施布药末。郑景岐说：此法貌似简朴，但施药时，药末不易呛入气道。

喷筒：皖南地区方言称喷筒。郑氏喉科所用喷筒为黄铜制作，由喷管和风鼓两部分组成，二者相连。喷管由三节形如拉杆天线的空心管组成；喷筒的风鼓为圆柱形，两个圆面由薄铜皮制作。施布药物时，将三节喷管拉出，药末置于管端并对准患处，以手拇、食指按压风鼓面，空气的压力使药末布于患处。"喷药"的名称由此而来。目前，市场所售喷筒，喷管为三节可伸缩硬塑料制成，风鼓改为橡皮球，使用方法与效能和传统喷筒相同。喷药较吹药要卫生，是给药工具的进步。

喷粉器：由喷管、虹吸管、贮药瓶、橡皮球组成。药末置于贮瓶内，吸管下端埋入药末中，上端与喷管相连，当捏压橡皮球时，高速气流从喷管冲出的同时，使虹吸管内形成负压，将药末吸入喷管，进而吹至患处。目前，医院五官科多用此种喷粉器。它与喷雾器外观无法辨别，而又不能混用，注意喷粉器喷管上有一"P"字，为英文 Powder（散剂）的缩写；喷雾器的喷管上有"L"字，为英文 Liquor（液体）的缩写，以此为辨。喷粉器的缺点是，吹药散剂贮于瓶中极易受潮，稍受潮的药末不待其结块，即已影响喷出的量，使医者有风量大、药末少、喷不出粉的故障感。

塑瓶管：喉科吹药的工业化生产，厂家从喷吹的角度设计，从"喷粉器"的机理中得到启发设计出塑瓶管，如"喉症散""桂林西瓜霜"等即用此。塑瓶管药瓶为软塑料制作，内置喉科吹药，瓶内盖中心有一空心管埋入药末中，捏压瓶身，药末即从管口喷出。塑瓶管的缺点与喷粉器相同，亦难于喷出药末。

由上可知，喉科吹药最早的施药方式是直接"傅"（敷）上，唐代《千金要方》即用此法；继则用简易管"吹"之，吹药名由此而来；再则发明喷筒，古籍中称吹药为喷药即因此；进而发明喷粉器和软塑瓶。工具虽不断改进，然使用仍各有利弊，尚需进一步完善之。

（2）喉科吹药施药方法与频度

喉科吹药的实质是中药散剂外用，通过某种施药工具，使药末直达患处，经吸收而产生药效。

施药方法：施药方法有两种。其一，药勺给药。挑药给患处时，遇病位较深，药勺不必过于内伸，只需将药勺之吹药倾于患侧尽牙根处，并向患侧卧位含噙，药末自会浸及患处。其二，喷筒或吹管施药。吹或喷的力度要适当，不可过猛，以防药末形成气雾引起呛咳。吹管或喷筒不要正对喉口，以免药末呛入气管，引起呛咳恶心。病位在"喉底"（解剖学"咽后壁"）也只需向两侧吹喷。

喉科吹药的噙含时间，历代文献及各版高校教材中均未做交代。郑氏喉科经验认为，噙含的时间至少要20分钟，才能吐去药末，然后漱口。晚上睡前给药，最好能噙含一夜，这样，药物作用于局部的时间长，药效更佳。理论上说，白天用药亦应与晚上一样，长时间噙含，因噙含药物影响语言、进食等，白天有诸多不便，但每次噙药不应少于20分钟。

给药频度：当今中医药高等院校《中医耳鼻喉科学》教材的吹药给药频度为每日8次。郑梅涧所用吹药的给药频度，与病情相关：轻症患者或药症合拍，可减少用药次数，往往用"数次即愈"（《重楼玉钥》圣功丹），"立止如神"；对一般急症患者，如"牙疳"之"神功丹"，《重楼玉钥》示"日用七八次"；重症患者要增加给药次数，《重楼玉钥》用"再应丹"治咽喉肿闭，要"日夜徐徐吹之"，对"极险难治"的"鱼鳞风"要"吹噙勿断"，即为24小时使患处保持药物。

（3）喉科吹药常用治法与方剂

郑氏喉科认为"中医十三科一理，专科与大小方脉一理"。清代外治学专家吴尚先亦在《理瀹骈文》中指出："外治之理即内治之理，外治之药亦即内治之药，所不同者法耳。医理药性无二。"说明中医喉科和其他临床学科在基础理论和临床治疗上的医理是一致的、统一的。研讨喉科吹药的外治法与方剂，不能离开中医药学体系来孤立地看待。

基于以上观点，兹就郑梅涧常用的喉科吹药的外治法则与方药组成做一阐述。

解毒消肿法：咽喉口齿唇舌热毒壅滞，患处红肿疼痛，苔黄脉数，治当解毒消肿定痛。常用方：①回生丹：大梅片、麝香、硼砂、马牙硝。本方具清热解毒、消肿定痛的功效，对咽喉口齿因热毒所致的红肿热病疗效肯定；牙硝可改用西瓜霜，更好。②真功丹：大冰片、熊胆、炉甘石、硼砂、瓜硝。此方功效与适应证与上方基本相同。

涤痰开关法：咽喉口腔因痰涎壅盛至肿胀，喉关闭塞不见，或牙关紧闭，张口受限，治当急用涤痰开关法。常用方：①碧玉丹：胆矾、白僵蚕、麝香。本方对急喉风咽喉闭塞因痰涎壅盛者，疗效颇佳。②辛乌散：赤芍梢、草乌、细辛、紫荆皮、皂角、桔梗、连翘等。此方功效与适应证与上方基本相同。

去腐化毒法：咽喉口腔因邪毒积聚至腐肉败血留滞患处，治当去腐化毒。常用方：①芦荟散：芦荟、黄柏、白人言。此方去腐肉化邪毒，对牙疳特别是走马牙疳有奇效。②圣功丹：硼砂、蒲黄、人中白、马勃、儿茶、甘草节、僵蚕、冰片、麝香。本方治牙疳、腐肉败血积聚，疗效颇佳。

生肌长肉法：咽喉口腔因邪毒所致腐肉溃烂已止，新肉未长，可用生肌长肉之品，利患处溃烂速愈。常用方如生肌散：赤石脂、乳香、没药、轻粉、硼砂、龙骨、儿茶、大梅片。

安络止血法：凡误用刀针，至咽喉口齿患处血流不止，急须安络止血时，可用此。常用方如万益丹：乳香、没药、真血竭、明硼砂。

（六）喉科吹药药物

1. 喉科吹药中的硝类药

郑梅涧《重楼玉钥》的吹药，如回生丹、真功丹、紫雪散、万应丹、金锁匙等，均用到硝类药。硝类药物在喉科吹药处方中具有三个特点：

①使用频次高；②药名繁多；③药基原在历代变动较大。为便于继承郑氏喉科吹药精华，兹分析阐述如下。

（1）硝类药的范畴

粗略统计，喉科吹药处方中的硝类药物名约30个：朴消、朴硝、消石朴、水硝、盐硝、皮硝、朴硝石、芒硝、芒消、盆硝、牙硝、马牙硝、英硝、风化硝、消石、火硝、焰硝、枪硝、银硝、石英硝、西瓜硝、西瓜霜、瓜硝、黄瓜霜、苦瓜霜、元明粉、玄明粉、甜硝、胆硝。本节对硝类药的研讨，范围框定于此。

（2）硝类药的分类

在烦冗的硝类药名中，以药物基原分类，可分为水硝和火硝两大类；在两大类中，以药物加工精度分类，又可分为粗制品和精制品；以药物单味和复方分类，可分为单味药和复方药物。兹列表说明（表8）。

表8　硝类药的分类

分类	粗制品	精制品	复方制品
水硝	朴消（朴硝、消石朴、盐硝、皮硝、朴硝石、水硝）	芒消（牙硝、马牙硝、英硝、盆硝） 玄明粉（元明粉、风化硝）	甜硝、西瓜霜、黄瓜霜、苦瓜霜、胆硝
火硝	消石（火硝、枪硝、焰硝）	芒硝、芒消、银硝	

注：火硝的精制品，在汉以前亦称芒消，今只称银硝，详参各论中"芒消"条。

从以上分类，结合硝类药的历史沿革，可知硝类药物应用的发展趋势：从原朴向粗制进而精制发展，如水硝→朴消→芒消→瓜硝，火硝→消石→银硝；从单味药向小复方发展，如朴消加西瓜汁→西瓜霜，朴消加萝卜→玄明粉，朴消加牛胆汁→胆硝。

（3）硝类药的粗制品

硝类药的粗制品有朴硝和硝石。

①朴消：首载于《神农本草经》，列为上品。"朴"即原朴未化，芒消、英消皆从此出，故称"朴"；"消"指朴消见水即消，又能消化诸物。朴消的异名有消石朴（见《名医别录》）、朴硝石（原载《吴普本草》，宋佚，清孙星衍辑佚本载之）、朴硝（见《太平惠民和剂局方》）、盐硝（因生于盐卤之地，状若末盐，故名盐硝）、皮硝（凡牛、马诸皮须以此治熟，故俗称皮硝）、水硝（与火硝相对应；又，遇水即消，故名）。

朴消的药物基原为矿物芒硝经加工而得的粗制结晶。味辛苦咸，性寒，具泻热软坚之效，治风热痰聚之喉痹、痈肿。如《近效方》用朴消细细含，咽汁，以治喉痹。

朴硝在喉科吹药应用的发展中，已渐被制作更为精细的瓜硝、玄明粉所替代而淘汰。

②消石：是硝类药的粗制品，首载于《神农本草经》，列为上品，以其能化七十二种石而得名。消石的异名有火硝（因消石入火能燃烧而得名）、焰硝（因消石燃烧发出鲜明之焰而名）、枪硝（因消石为制造火枪枪药原料而名）。

消石味苦咸，性温。《神农本草经》谓其无毒，而今人认为有毒。消石俱破坚消肿之功，可治喉痹、缠喉风等危急重症。《三因极一病证方论》玉钥匙治喉痹、缠喉风，即焰硝、硼砂、冰片、白僵蚕，研末吹之。火硝类药物不能和雄黄混研碾，以防爆炸。

消石性偏温，善破坚消结，故张仲景用其治黑疸、黄疸，喉科吹药中用火消类亦取其破坚消结之长，它与朴硝之性寒而泻热消肿有所不同。目前，喉科吹药中火硝类药物的应用频度已有减少的趋势。

（4）硝类药的精制品

硝类药的精制品有芒消和玄明粉。

①芒消：为硝类药的精制品，芒硝在古代曾为朴消和消石，以至造成

药名的混乱。为理清芒消药基原，经查阅相关文献认为，芒消的使用可分为五个阶段。

《神农本草经》时代，即公元前 1 世纪左右，芒消即消石。《神农本草经》"消石"条云"一名芒消"可证。

张仲景所处的东汉时期，芒消为朴消。张仲景《伤寒论》《金匮要略》用消石、芒消，未见朴消；又，调胃承气汤、大承气汤、大陷胸汤、大陷胸丸、柴胡加芒消汤用芒消泻水破结，用消石矾石丸、大黄消石汤治黑疸、黄疸。朴消（芒消）、消石的作用区分沿袭至今。如当代名医上海张羹梅先生仍喜用消石治黑疸。

梁·陶弘景（约 452—536），总结汉代（如《金匮要略》《伤寒论》）魏晋用药经验，撰《名医别录》，将芒消单独列增为新药，并云"出于朴消"。同时，因遵"经"而囿于《神农本草经》"消石"条"一云芒消"之说，照录之。由此三药并存导致了芒消药基原的混乱。五代十国至隋，芒消、朴消、消石混用代用。

唐以降迄今，芒消皆取朴消。李时珍《本草纲目》谓："自唐以后，所用芒消皆水消也。"

芒消的处方异名有：①马牙硝：朴消（今之芒硝）煎炼入盆，凝结在上，芒若马牙者。②牙硝：即马牙硝的简称。③英硝：朴消（今之芒硝）煎炼入盆，凝结在上，色如白石英者。④盆硝：朴消（今之芒硝）煎炼入盆而得名。

芒消味辛咸，性寒，具泻火消肿定痛之功而用于喉科吹药，治咽喉口齿唇舌之火热肿病诸症。

②玄明粉：为硝类药的精制品，为芒消置风日中吹去水气，轻如白粉状者。现代中药药理认为系去水的硫酸钠。玄明粉的处方异名有：①元明粉：清代为避玄烨皇帝之帝讳，改玄明粉为元明粉。②风化硝：出《本草

蒙荃》(1565 年），但《本草蒙荃》风化硝的炮制方法实为今之甜硝，今之处方开风化硝，则实付予元明粉。

约在宋代已使用玄明粉，如《圣济总录》"玄明粉散"。玄明粉性味功效与芒消同，著名喉科吹药《外科正宗》冰硼散即用玄明粉。

（5）硝类药的复方制品

硝的复方制品主要是水硝类。根据加工方法和功效的不同，分为瓜皮过滤加工，胆汁、西瓜汁等共同加工，用萝卜、甘草、冬瓜、豆腐等与水硝共煮三种。

第一种：用西瓜、黄瓜、苦瓜之瓜皮过滤加工，再风化结晶，所得之硝更纯，无刺激和异物感，更易"点舌化水"。用西瓜皮过滤结晶者称"西瓜霜"。

西瓜霜味咸性寒，具有清热消肿的功效，始载于清代名医顾士澄的《疡医大全》第十七卷中。自顾士澄以后，各家制作西瓜霜的方法很多，程序繁简各异，但总不外黄砂缸过滤法和瓜皮过滤法两种。黄砂缸过滤法是将朴硝与西瓜瓤以二比一的比例混匀，置于黄砂缸中，挨到缸外有霜时，随即刷下收藏。先贤丁甘仁先生及南京中医学院干祖望教授均用此法制西瓜霜。这种方法简捷易行，但黄砂缸受朴硝的侵蚀作用，外层易剥脱落屑，故第一、二次的结霜常不能使用。

郑氏喉科制作西瓜霜，主要是用瓜皮透析滤过法。具体制法如下：取立秋前后的西瓜，以不碰撞、外皮无伤、七成熟者为佳。霜降后（各地可根据纬度位置及气候情况，相应提前或推迟），切下西瓜上五分之一为盖，将下五分之四的瓜瓤部分挖去，放入朴硝，再用篾丝数根，绕成球形的网络，将西瓜兜入，悬挂于阴凉通风处；不宜太阳照射，否则所结之霜易化成水；如不通风，西瓜容易霉烂。悬挂数日后，即有"霜"析出，随即可用细软毛笔轻轻扫下，天晴时量多，一日一扫，阴天下雨时量较少，可三四日一扫，贮瓶待用。此法较简便，制霜质地精纯。据郑景岐医师介绍，世传自制西瓜霜，可用于乳蛾、喉痹、急喉风、牙疳、小儿重舌、口舌生疮、白喉等疾患，凡喉症病机属痰火为患者，均可使用。如风热乳蛾、喉核肿大，喉核表面有黄色脓点时，配入喉科常用吹药方如玉钥匙、青灵散中，亦可单用西瓜霜一味，吹患处，每日四至五次，每次0.2克左右。不仅药轻力宏，而且不具毒酷之性，即使吞下亦无妨碍。实是一味简捷、安全、有效的良药。

以上方法受季节影响较大，生产周期长，产量较少，且西瓜霜易受环境污染。陆泽俭主任用工业法制西瓜霜，工艺方法如下：取西瓜切碎，杵，加朴硝溶化，以布氏滤器加滑石粉助滤，滤出液减压蒸发浓缩，放冷析晶，分离结晶后收贮。经临床试用，疗效与传统制法相同，且质量稳定，生产周期短，不受季节、气候、环境的限制，产量高，适宜工业化生产。

黄瓜霜为朴消与黄瓜的复方制剂，其制法与郑氏喉科制西瓜霜法相似，要求选取的黄瓜要老而皮坚者，制霜时间、注意点均同瓜皮过滤法。传统认为，黄瓜霜在喉科吹药中应用时，其泻火消肿定痛的药力稍逊于西瓜霜。

苦瓜霜为苦瓜与朴消的复方制剂。苦瓜为葫芦科植物，主产于广东、广西、福建、湖南。苦瓜为家常菜蔬，入药用味苦性平，具涤热解毒之功。苦瓜霜的制法同黄瓜霜，湖南的一些喉科医家喜制用苦瓜霜，据云功效与西瓜霜相仿而优于黄瓜霜。

第二种：用胆汁、西瓜汁等共同加工，以增加其清热解毒，涤化痰涎之力。如《重楼玉钥》吹药"万应丹"的"胆硝"。

第三种：用萝卜、甘草、冬瓜、豆腐等与水硝共煮，去其咸味，缓其咸以削坚之力，故谓"甜硝"。如《重楼玉钥》吹药"回生丹"的提牙硝，即用萝卜同煮透加工而成。明代《本草品汇精要》"玄明粉"条用朴硝加皂角、萝卜同煎炼；明代李时珍《本草纲目》用朴消与甘草、萝卜同煎炼；

明代《本草蒙荃》用朴硝加萝卜、冬瓜、豆腐共同煎炼。甜硝味辛甘，性凉，功效同芒消，而药性较为缓和。

2. 喉科吹药中的尿类药

人尿，以其含有许多生物活性物质，早在汉唐时期即已应用于临床。20世纪70年代起，国外，特别是日本十分注重尿类药物的应用研究，日本及欧洲亦流行饮自尿治病的习俗。喉科吹药中，尿类药物使用频次亦较高，常用药物有人中白、人中黄（甘中黄）、尿浸石膏，此外，童尿、自尿、秘授甘露饮（《重楼玉钥》方）亦为喉症内治所常用。

（1）人中白

常用方《重楼玉钥》异功散即以"人中白"为主药。《重楼玉钥》上卷神功丹方中，亦用"人中白"入药。

人中白为人尿自然结存的固体物，含磷酸钙、尿酸钙等碱性物，人中白味咸性寒，具清热降火、消瘀、止血的功效，主治喉痹、走马牙疳、口舌生疮、牙衄鼻衄等。人中白入喉科吹药，其炮制方法是关键。炮制方法有《重楼玉钥》炼人中白法、家先辈近代制法、急用时的水飞法三种。

《重楼玉钥》炼人中白法：将人中白"放磁（瓷）盆内，置屋上，任其霜压雨淋，风吹日炙，如此一二年，或多年更妙；取下放新瓦上，以炭火炼红，烟尽为度，再研细收贮候用，愈陈愈妙"。

家先辈近代制法：先将成块人中白一批置大缸中，接屋檐水漂浸，经常换水，约一二年，然后捞起，摊于屋上，任其日晒雨淋，亦一二年，然后放炭火上煅至无烟，人中白呈红色方为煅造而存性。研细备用。

急用时可取水飞法：此法加工周期较短。将浸在缸中的人中白取出水飞，入清水中搅拌，上面漂浮的杂质倒掉；迅速沉淀者为粗末和杂质，亦并弃之；中段混旋物静置沉淀，用细软管虹吸法换水，二三日换一次，以无臭味为度，去水晒干备用。

（2）人中黄

《重楼玉钥》上卷清疳解毒汤方中，即用人中黄入药。

人中黄亦名甘中黄、甘草黄、金汁。味甘性寒，具清热凉血解毒之效，治喉痹、牙疳、喉烂溃，称为圣药。郑景岐传授人中黄制法：以大段竹筒刮去篾青，锯去两头，留竹节，在竹筒上钻一小孔，入甘草末，外以松香封固，冬月浸入粪尿汁中，立春取出，浸去粪污，清水漂半月，每日换水，至无臭为度，破竹取药晒干备用。

（3）人尿

人尿，亦名童便，李时珍《本草纲目》谓轮回酒、还元汤。味咸性凉，具滋阴降火、止血消瘀之效，是治疗虚损属阴虚火旺的良药，阳虚则不适宜。人尿的药源以 3～10 岁男童为佳，去两头留中段尿。亦可取自尿，《重庆堂随笔》云："病尿犹堪治病，则无病之尿皆可为药，何必取童子。"自尿治疗喉癣声嘶、咯血有效，方法为空腹温饮 1 杯，每日 2 次。现代药理测定，尿中含有多种人体激素，多种维生素如维生素 B_6、维生素 B_2、维生素 B_1、叶酸等，故而有效。

（4）秘授甘露饮

秘授甘露饮是童便的精制加工品，由清代著名曲艺家、《白蛇传》作者方成培秘授，再由郑枢扶记入《重楼玉钥》。

秘授甘露饮的制法详参《重楼玉钥》，其味清香，对虚火喉痹、虚火乳蛾诸顽症用之均宜，尤宜于阴虚喉癣、咯血丝不止者。

3. 喉科吹药中的冰片

《重楼玉钥》的系列吹药中，有 18 首吹药方用冰片入药，其中用梅片者 7 方，用冰片者 11 方。

冰片亦名龙脑、梅片、梅花脑，以其色白如冰而名冰片，以其价格昂贵而名龙脑，以其形大如梅花落瓣而名梅片。

冰片有三种：龙脑冰片（龙脑香科植物龙脑香树脂的加工品），人工冰片（用樟脑、松节油等化学合成），艾片（菊科植物"艾纳香叶"提取物）。龙脑冰片入口清凉而走，机制冰片入口味热而不走。故家先辈配药仅选龙脑冰片入药。

龙脑冰片按质地又有区分：形大如梅花落瓣，称大梅或梅花龙脑，价格昂贵，二梅较小，三梅又次之。尚有称小三梅、小四梅的，则为筛萝下面的极细碎者，中多杂质，小四梅尤甚，只能入外敷药用之，向为喉科所不取。

冰片味辛、苦，性凉，具通窍散火、消肿止痛之功。广泛用于咽喉口齿疾患的吹药中。

冰片的加工：龙脑冰片易挥发，为价格昂贵的细料药，故每于临用药前用单研法研末。冰片难以研细，古医籍谓用湿毛巾揩擦乳钵和钵锤后再研。郑氏喉科经验，先用单研法研为较细末后，串入已配好的吹药药末，再研至无声无花斑色为度，即可研极细。

冰片的选择与贮藏：喉科吹药多选大梅、二梅，片大而薄，色洁白，燃烧时无黑烟为上品。安徽中医药大学查少农教授生前向郑景岐谈及，取大梅龙脑置舌尖，清凉之气可直达风府。龙脑辛香走窜，郑氏喉科将其藏于瓷瓶内，或取相思子与之同贮，密封之。《本草纲目》谓："相思子收龙脑香最宜，令香不耗也。"然相思子有毒，研冰片时切忌混入相思子。

关于孕妇用冰片问题，传统认为冰片为孕妇所禁忌慎用。郑景岐指出："此说理论源自《名医别录》'妇人难产，取龙脑研末少许，取新汲水调服'，由是，认为冰片有碍孕妇胎气。郑氏喉科吹药中配置冰片，孕妇向不属禁忌对象。如家传可用于孕妇的喉症吹药方'真功丹'（载《重楼玉钥》上卷）方中就有冰片，用量一分，几百年来，无一例堕胎发生。推测其道理是：①《内经》云：有故无殒，亦无殒也。②喉科吹药属外用，量较小，此与《别录》内服不同，故《中药药典》《中医大辞典·中药分册》'冰片'条云'孕妇忌服''孕妇慎服'均指内服而言。"

（七）托散治外感

表虚之人外感，是临床常见病。郑梅涧认为，"表虚之人，中气素常必弱"。治疗方法为"托散"。

《箧余医语》云："表气中气，不可分而为二，其实循环无端，外能令里实，里亦能令外固也。譬之一碗水，碗外之热气，与碗内水之热气，虽有内外之分，而其所以热者，内外合一也。故表虚之人，中气素常必弱。设遇外感，不明托散之法，鲜有不害事者。治此惟补中益气一方最妙，每见粗工遇病，不辨表里虚实，立方尽垂成法，妄指参芪芍草，有补住外邪之说，由其见理不明，是以立方纰缪。如小柴胡汤之妙，全在参甘两味，养汗以开玄府；犹参苏饮之人参，助肺气以托邪；桂枝汤之甘芍，和营血以发卫；补中益气之参芪，助升提以散表，均无补邪之义，亦与补虚之义无涉。因不深明仲景和解之旨，无怪庸手，于仲景诸方，等于隔靴搔痒矣。"

郑梅涧强调，治表气、中气虚弱的外感，遵仲景和解之旨，用托散之法，其理论基础是"外能令里实，里亦能令外固"。郑梅涧"托散"要点：托法不是补虚；不会补住外邪；"养汗""助肺气""和营血以发卫""助升提"是"托"，且托与散两者相辅相成。

"托散"治疗虚人外感的学术思想，也给郑梅涧治疗虚人感邪以启发。如外邪上犯咽喉的病症，郑梅涧创"喉症忌表"新说，疫病白喉创"养阴清肺法"治疗等。

（八）多种疗法并用

《重楼玉钥》一书所涉及的病症达 57 种。郑梅涧治疗咽喉疾病，创"刀针灸熏、洗敷吹噙、内服外治"多种疗法相辅并用的治疗方法。

《重楼玉钥·诸风秘论》曰：喉风诸症，"有可吐者，有可下者，有可发散者，有可洗可漱者，苟若识症未真，切勿孟浪……若用针刀，俱要逐一对症，先用药降定，然后下药调理"。指出了"吐法""下法""洗法""漱法""发散法""针法""刀法"等多种方法综合应用治疗疾病。

郑梅涧应用多种疗法时，十分重视辨证论治，认为要根据病情的具体情况，而采取不同的治法。正如《重楼玉钥》所云："当刺者则刺，不可乱医；宜吐者则吐，不可妄治。须识其标本，辨其虚实而攻导之。"

在具体治疗上，郑梅涧治疗咽喉急性热病强调内服外治，相互为用，其特色是注意治疗先后顺序，层层调治。具体方法多为先外用"吹药"噙含，次用刀针，再用内服中药。如治疗斗底风，主张先用角药加摩风膏调噙，次用开风路针刺穴，再外吹冰硼散，最后内服紫地汤。

（九）愈后调理本经

郑梅涧治疗咽喉诸风病症，强调"愈后调理本经"。其核心内容包含喉风愈后需调理、愈后望面色、愈后调理本经三项内容。

1. 愈后需调理

治疗咽喉诸风病症初愈后，强调需用调理治疗，是郑梅涧治疗喉风重要的特色。

《重楼玉钥》指出：咽喉诸风病症"先用药降定，然后下药调理"。"降定"指喉风用药治疗后，初步痊愈阶段。"然后下药调理"谓咽喉诸风病症治疗至此，仍需用药调理。

2. 望面色以识调本经

咽喉"诸风病症愈后"如何调理？《重楼玉钥·辨面色论》云："色青者，病属肝，合散血。色黄者，病属脾滞，宜消食。色赤者，病属心，合散血清火。色白者，病属肺，宜顺气。色黑者，病属肾虚，当滋补。以上所论五色乃就诸风病症愈后而言。以识调理本经也。"即用面部望诊法作为咽喉诸风病症愈后调理的主要依据。调理本经的治疗原则分别采用散血、消食、清火、顺气、滋补五法。

3. 愈后调理本经的理论基础

（1）愈后调理的必要性

喉风属咽喉部位的危急重症，诸风病症愈后阶段是疾病康复与再病的重要转归时期，此期的患者喉风初愈，阴津未复，正气未充，余邪未尽，同样属于咽喉热病防治中的关键环节。故咽喉诸风病症愈后阶段，中医药的调理治疗非常重要。

（2）愈后调理溯源

大病重病愈后需要调理可以追溯到汉代，张仲景《伤寒论》注重伤寒病初愈后的调理。张仲景在《伤寒论》列有专篇论述阴阳易、劳复、食复、余热、遗寒、气阴虚的证治，展示了疾病初愈阶段的调治原则。如《伤寒论》第 409 条："大病瘥后，劳复者，枳实栀子汤主之。若有宿食者，加大黄如博棋子（围棋子）大五六枚。"第 411 条："大病瘥后，从腰以下有水气者，牡蛎泽泻散主之。"第 412 条："大病瘥后，喜唾，又不了了者，胃上有寒，当以丸药温之，宜理中丸。"第 413 条："伤寒解后，虚羸少气，气逆欲吐，竹叶石膏汤主之。"第 414 条："病人脉已解，而日暮微烦，以病新差，人强与谷，脾胃气尚弱，不能消谷，故令微烦，损谷则愈。"

张仲景《伤寒论》这些对伤寒热病瘥后的调理条文，是我国最早的康复治疗学文献，开辟了大病初愈后需调理的先河。

（3）愈后调理望面色的科学性

咽喉诸风病症愈后进行调理，需要遵循中医辨证施治的方法。郑梅涧以面部望诊确立调理治疗的辨证施治依据，具有科学性。

中医认为，人体是一个有机的整体，体外与体内有着密切联系。疾病发生时，其内部五脏六腑病变会在外部有所表现。故《丹溪心法》云："有诸内者必形诸外。"

中医诊察疾病外部表现的方法有"望闻问切"四种方法，望诊居四诊之首。《灵枢·邪气脏腑病形》说："十二经脉，三百六十五络，其血气皆上于面而走空窍。"由于头面为"诸阳之会"，全身血气皆上注于面，故观察人体面部的变化，可以测知内在脏腑精气的盛衰，并据此确立治疗方法。

二、儿科临证经验

（一）儿科阴阳学说发微

阴阳学说是中医基础理论的重要学说之一，阴阳互根互生的动态平衡是阴阳学说的基本观点。由于婴童的生理特点，阴阳学说在中医儿科学有着与成人不同之处，如"纯阳"说、"稚阴稚阳"说等。郑梅涧阐释发微儿科阴阳学说，既强调元阳对婴童生长发育作用，更重视真阴在养育真阳方面的独特功用。

1. 元阳为后天生生之柄

我国现存最早的儿科著作《颅囟经》提出"纯阳"学说："凡孩子三岁以下，呼为纯阳，元气未散。""纯"本义为"蚕丝"，《说文》释"纯"："丝也。""纯阳"即一丝阳，阳气尚未成熟之意。故不可将"纯阳"理解为"纯粹为阳"或"有阳无阴"。

郑梅涧重视元阳的作用，认为元阳是后天生长发育的根本，他说："凡人五行各一，唯火有二：心君之火无为，传令于心包络，而燮理于相火。相者，心君之辅弼总宰也。统治一身，赖此一君一相。以此揆之，则在胎，固此一火一水以成其用；出胎仍虽一水一火以相为用，又宜更重于　君相之二火矣。盖火即元气，即元阳。虽水火阴阳同条共贯，不容偏重，而后天生生之柄，却恃此真阳为之本也。"

小儿以阳气为本，阴为体，阳为用，阳气在生理状态下是全身动力，郑梅涧强调"地二之火"的真阳具有"运化乳食"的功效，是后天生长发育的根本。

2. 真阴存养真阳说及其意义

在禀赋于父母的元阳元阴两者关系中，郑梅涧认识到真阳功效的重要性，真阳是后天生长发育的根本；同时，更强调真阴是维系真阳的物质基础，提出"真阴存养真阳"说。

婴童真阳为"纯阳"、稚阳，郑梅涧认为真阳依赖真阴的"存""养"。他说："其所以存养地二之火者，天一之水；所谓真阴真阳，妙合如太极者也。""存"指阳气在人体内所居的位置，"养"谓抚育、养育。郑梅涧强调了元阴对元阳的两个重要作用：元阴承载元阳，元阴抚育元阳。

（二）补阴扶阳治则

郑梅涧"真阴存养真阳"说，是对中医儿科基础理论的发展和完善，在此基础上，郑梅涧创新性地提出了"婴童补阴扶阳"的治则。

1. 对婴童体质的认识

婴童的体质是有差异的。《灵枢·寿夭刚柔》云："人之生也，有刚有柔，有弱有强，有短有长，有阴有阳。"这种个体的差异形成儿童不同的体质，体质差异与先天因素和后天因素有关。

后天因素中，郑梅涧重视后天阳气的作用，谓"元阳为后天生生之柄"。先天因素完全取决于父母的禀赋，《灵枢·天年》说："人之始生……以母为基，以父为楯。"先天因素所形成的体质是婴童体质的基础，后天因素可以促使婴童虚弱体质的改变。故《景岳全书·杂证谟·脾胃》指出："人之自生至老，凡先天之有不足者，但得后天培养之力，则补天之功，亦可居其强半。"

郑梅涧重视婴童的先天因素，他称体质正常的患儿为"禀赋厚者"，体弱的患儿，以其程度的不同分为"稍厚者""禀赋不足""禀赋甚薄者"，在临证中予以不同的治疗方案。

2. 提出补阴扶阳治法

婴童体质的强弱，导致对疾病致病因素的易感性，及疾病发生过程中不同的倾向性。临证辨别小儿体质状况，对于指导辨证、权衡用药，具有提示作用。

郑梅涧以"禀赋"为纲，辨治先天不足之儿，他说："人身之真阳真阴，一而二，二而一者也。必扶真阴，方能葆裕真阳，又必滋育真阳，乃能活蓄真阴。真阴如水，真阳如水中生气，生气非水不留，水非生气不活也。"他依据患儿先天不足的程度制定治则、选方遣药，提出"扶真阴""水火渐培"及"培补"的补阴扶阳三个治法，体现了郑梅涧辨证重视"禀赋"，治疗体现"贵阴"的学术思想。

（1）"扶真阴"法

用于婴童之禀赋"厚者"和"稍厚者"。郑梅涧指出："婴童之禀赋厚者，真阳原不必培，惟扶真阴，而真阳自生。"而"禀于父母阴精阳气之本原不足"的"患儿稍厚者，只宜六味"。

郑梅涧认为，根据"真阴存养真阳"的理论，婴童先天禀赋厚者，仅需"扶真阴"，真阳则自生；婴童禀赋稍厚者，亦仅需"扶真阴"，"若骤服八味，转恐有妨于真阴"。

（2）"水火渐培"法

《箧余医语》指出："水火渐培"法用于"禀赋甚薄""命门真火微弱"患儿。

"水火渐培"法的辨证指征为"面色青而兼淡白""大便或溏，小便短小"。病机为"命门之真火微弱"所致的"后天脾土弗能胜变化之权"。

命门真火微弱的治疗本应力扶微阳，治用扶火法，盖"元阳为后天生生之柄"，扶火可以增强"生水"的功能，郑梅涧谓之为"扶火以深生水之源"。但小儿其水无根，不胜桂、附等辛烈峻猛的扶阳之品，故郑梅涧用渐扶的"水火渐培"法治之。具体方法为："先须六味壮水，培其真阴，使真水渐生有根，然后以八味、鹿茸等药，扶起真阳。"这种先滋阴、后扶火的"水火渐培"法，体现了郑梅涧对肾命关系、阴阳关系的理解，体现了重视"命水"的贵阴思想，是郑梅涧发微命门学说在临床的具体应用。

对"先天不足之儿"的治疗，郑梅涧经验："唯有养金以生水之源，复于水中补火以生土，使将来之六阳健运有常，六阴之生活有基，其理至精，其法至妙……如益元生脉散，养金之正方也；如四君、六君、五味、异功诸方，培土以滋金之化源也；至水中补火，不外八味一方，或先服六味地黄丸合生脉散，以深天一之水，然后以八味滋扶地二之火；相儿之赋质，斟酌用之，能补造化之弗及。"

养金正方"益元生脉散"为益元汤与生脉散的合方。益元汤始出自朱肱之《南阳活人书》，后陶华、汪昂均选入自己的著作中，由炮附子3克，干姜3克，麦冬3克，五味子3克，知母3克，黄连3克，人参3克，艾叶3克，炙甘草3克，生姜10克，大枣3枚，葱白3茎组成，同煎，煎成后再加童子尿一匙，冷服。专为元气虚衰，阴寒内盛而设。本方有补益真元、引无根之火下行归原的功用，故名益元汤。生脉散源于《医学启源》，由人参、麦门冬、五味子组成，具益气生津的功效，用于气阴两伤、短气自汗、脉虚者。

（3）"培补"法

用于"命门祖气禀受有亏"患儿。

"培补"法的辨证指征为"语迟行迟，腰膝不强，及易感、易停滞"，病机为"小儿命门祖气不足，则不能生真阴，即无以吸真阳"。郑梅涧云"于此速知培补"，具体方法为："或从六味以养真水，或从八味以扶真阳，庶免赢尪之患。"

（三）"易感儿"辨治

现代医学把反复呼吸道感染的儿童称"易感儿"。反复的上呼吸道感染不仅影响患儿的生长发育和智力发育，也严重影响患儿的身心健康，甚至引起严重的并发症，给家庭及社会带来了严重的负担。

郑梅涧擅长治疗反复外感患儿，《箧余医语》总结了"易感儿"易感外邪的因机证治要点。

1. 病因

现代医学认为，反复呼吸道感染的发病因素与遗传有关。郑梅涧强调"禀赋不足""命门祖气禀受有亏"是易感儿反复呼吸道感染的病因。他说："婴儿禀赋不足，每日必多喷嚏，此后天脾肺之弱也。肺主皮毛，脾主肌肉，由肌肉皮毛腠理不密，是以易感外邪。外邪乘入膻中，大气隧道，呼吸内外，有所阻滞，是以微则以喷而通，稍重则病矣。""凡小儿命门祖气不足，则不能生真阴，即无以吸真阳。如语迟行迟，腰膝不强，及易感易停滞，率皆命门祖气禀受有亏。"

2. 病机

郑梅涧论述"易感儿"反复呼吸道感染的病机，认为和"命门""膻中""中气"有关。他说："盖命门为呼吸之枢纽，膻中为呼吸之道路，膻中有滞，即内外阻隔。凡轻感外邪，可以得喷嚏而通；重则内外不通，而壅入经络，遂有发热、恶寒、头痛、身疼等症。""本元禀受不足，一感外邪，中气先弱，无以驾驭外感""元气重伤，而表邪乘虚直入矣。"

3. 治疗

郑梅涧对"体厚"患儿用"表散发汗"法；"禀受不足"患儿用"护元"法，认为护元就是解表。《箧余医语》记载其临床经验："体厚之儿，可以表散发汗而愈。若本元禀受不足，一感外邪，中气先弱，无以驾驭外感，故必消息于补中益气汤及六君加升柴等方，护元以解之。"

当今，治疗感染性疾病滥用苦寒，所谓"清热解毒，以抗感染"，误区多多。郑梅涧的"表散发汗"法，特别是"护元就是解表"说，对中医药治疗小儿感染性疾病当具有重要的理论指导意义。

（四）小儿惊风发微

惊风是小儿时期常见的一种急重病证，属中医儿科四大要证之一。以临床出现抽搐、昏迷为主要特征。又称"惊厥"，俗名"抽风"，属西医学"小儿惊厥"范畴。其中伴有发热者，多为感染性疾病所致，以1～5岁的小儿为多见，年龄越小，发病率越高。其证情往往比较凶险，变化迅速，威胁小儿生命。清代医家沈金鳌（1717—1776）《幼科释迷》云："小儿之病，最重惟惊。"

中医对惊风因机证治的认识，有着不断发展完善的过程，郑梅涧论述"惊风"，亦多有发微和贡献。

《诸病源候论》最先论及"惊"病及病因，谓："小儿惊者，由气血不和，热实在内，心神不定，所以发惊。"成书于北宋淳化三年（992）的《太平圣惠方》，按起病缓急首分"急惊风"和"慢惊风"。宋·钱乙（1032—1113）从病因、病机、症状、治疗上对急、慢惊风加以明析，强调急惊属实、属热，慢惊属虚、属寒。

清季中叶以前，中医论治惊风多施以镇惊截风治疗，以致变证丛生。清初三大名医之一的喻嘉言反对惊风之说，他基于《伤寒论》痉病理论，认为小儿"惊风"实为"伤寒痉病"。喻氏谓："（世俗）凡治小儿痉病，妄称惊风名色，轻用镇坠之药者，立杀其儿。"

郑梅涧在《箑余医语》中评喻嘉言所论曰："喻嘉言深斥惊风之谬，良有以也。"郑梅涧也描述了世俗庸医妄用金石之品镇惊治抽搐，以苦寒之药治发热，以致变证丛生的情景，他说："无奈时庸以惊骇之惊字，误认为筋骨之筋字，一见小儿手足搐搦，不问其虚，动以金石之药妄投，害人不胜其数，是皆不知审症，而夭人生命也……见因发热不解，动以苦寒之药，壅遏表邪，留连于肌表，久而入经入络，小儿气血几何，奚能堪受迁延而至于搐搦神倦，又易以治惊之药，杀人反掌，深堪痛恨。"

与郑梅涧同时代的清代医家陈复正（约1736—1795），有感于当时儿科医界惊风弊端，悉心撰著《幼幼集成》，他主张摒去祸害之"惊"，除去笼统之"风"，以"搐"易"惊"，将急惊风、慢惊风、慢脾风分别称为误搐、类搐、非搐，从而辟惊风旧论，创立"三搐"新说。

郑梅涧评价陈复正"三搐"新论曰："惊风之说，自仲阳相延至今，即明如景岳，亦仍存其名，而未为辟破。至我朝罗浮修士陈飞霞，始大呼喝破，乃以伤寒病痉，易去惊风之名，可谓卓卓特识矣！惜《幼幼集成》一书，畅发议论，尚未十分精透，犹不足以起后学沉痼之心。"

郑梅涧从实用的角度，将惊风的病因分为"外因""内因"，将惊风的治疗分为发作期和未发病两个时段，发作期用"伤寒之病痉"论治，未发病则"滋生水火化源"，简捷易懂，"足以起后学沉痼之心"。

郑梅涧论曰：惊风"外因者，或外感风寒，或外伤湿热，如伤寒中之病痉是也"；"内因者，赋质本薄，阴阳不足，营血不能养肝，所以不能生心庇胆，遂易于惊骇"。惊风发作期以伤寒痉病辨治，"当辨明表里，或从解肌，或从温散，或从补中，先贤种种成法，可遵可循"。未发病时，"斯在平日以六味、八味，滋生水火化源，则阴血自能荣木，不惟不致易于惊骇，由此生土生金，即可由此勿致易伤易感矣"。

郑梅涧创新性地提出，未发病时期用"六味、八味""滋生水火化源"治未病的治疗学思想，至今仍有重要的实用价值，值得进一步研究。

（五）手足心热证治

小儿"手足心热"是临床常见病症，表现为仅"手足心热，而无他疾""凡赋质先天不足之儿及脾土每受伤食，而为时医过于克伐者，多有之"。

病因：郑梅涧从经络的循行部位认识"小儿手足心热"的病因。他说："手心为厥阴心包络，足心为足少阴肾，手足心热者，明系阴虚阳越之见端。"

治则：养精以化气，培土养金以生水之源。

方药：六君、六味、生脉散诸方。六君、生脉二方或二方合用。

郑梅涧指出："所谓治求其本，《内经》之旨也。纵有内伤外感，亦必照顾阴分用药。缘平居已见手足心热，其阴虚阳越之端倪，业经发现，若再表散、消导，益耗其阴，越伤其阳矣。"小儿"手足心热""勿误认为火为热，而妄用清凉，致生他变"。

郑梅涧

后世影响

一、历代评价 🦩

由于年湮代远，加之郑氏喉科学术经验是以医学家族链传承，外界对郑梅涧知之甚少。兹通过相关文献介绍历代学者和医家对其人、其书、其学的评价和褒贬，以展现其在中国医学史上的地位与影响。

（一）其人

方成培是著名曲艺家，中国十大悲剧之一《白蛇传》的作者，也是中医方氏世家的学术传人，是郑梅涧的契友与学术传人。他在《重楼玉钥·原叙》中，对郑梅涧的医术与医德予以高度评价，指出："吾乡郑梅涧先生，性好岐黄家言，其先世得喉科秘授，故于此尤精，远近无不知之。救危起死，不可胜数。予尝见有垂毙者，先生刺其颈，出血如墨，豁然大愈。其妙如此，而未尝受人丝粟之报。"

谢观的《中国医学大辞典》"郑梅涧"条介绍了郑梅涧善用针灸治病："梅涧施治，亦以针收奇效，而今失其传授。"

（二）其书

在郑梅涧的医学著作中，仅有《重楼玉钥》外传并梓行，被业界认为是喉科第一书。

1. 谢观的评价

民国时期著名中医谢观所著的《中国医学源流论》，被中医界和中国医史界公认是 20 世纪研究中国古代医学的一本重要著作。此书对中国古代医籍的考证严谨，对源流传承、演变分期和正误得失做出客观的评价。秦伯未在该书的序言中称："海内医家，叹为绝作。"谢观《中国医学源流论·咽喉科》评价郑梅涧《重楼玉钥》一书的学术价值谓："咽喉一科，古书传者甚鲜，明医惟《薛立斋医案》中有《口齿类要》一卷，此外更无论著。盖自宋以来，医家之著书者，多以读书人而改业医，或好研究医道，其草泽铃医之流，仍抱专家之传者，则多不甚能著书。世之所谓儒医者，亦不屑师其人。然专科之术，非有师授不能通。此现今医书所以属于内科者汗牛充栋，而他科则寥寥者也。喉科专家书之传者，无过于《重楼玉钥》。"

谢观《中国医学大辞典·重楼玉钥》还评曰："此书当系专门秘授，其精要处，均在针石。"

2.《喉科秘诀》的评价

《喉科秘诀》见于《三三医书》第一集，题名破头黄真人撰，刊于1922年，是近代喉科专著。《喉科秘诀·弁言》论中医喉科著作的内容和价值时，也将《重楼玉钥》排在众多喉科专著的第一位。

3. 时逸人的评价

时逸人（1896—1966）是近代中医名家，学识渊博，古今中外，融会贯通，致力于中西医汇通，著述颇丰。时逸人评价《重楼玉钥》说："《重楼玉钥》初、续编，皆歙县郑氏所编订，治法平安，方亦扼要。"

4. 张赞臣的评价

张赞臣是沪上名医，民国十五年（1926）即悬壶沪上。精内、外、妇、儿、五官各科，尤以外、喉科见长。晚年任中华中医药学会耳鼻咽喉专业委员会名誉主任委员。张赞臣认为：喉科书籍在清代"出现最多，有的记载咽喉疾病的治疗经验，有的发挥对咽喉疾病的鉴别，据不完全的统计，约有二三十种"。张赞臣将《重楼玉钥》排在第一，并认为"在理论上较为完备的是郑梅涧的《重楼玉钥》"。

5. 孙学诗的评价

古代医家认为，郑氏喉科是学科指南。如孙学诗《重楼玉钥·孙序》说："《重楼玉钥》一书，为喉科指南，其间或针或药，诸法赅备，足以补《经验秘传》所不及。洵喉科中之见所未见者。"

6. 任应秋的评价

任应秋是当代中医名家、中医各家学说学科创立者。其主编的全国高等医药院校试用教材《中医各家学说·喉科学说》云："喉科专著之传者，无过于《重楼玉钥》。"

7. 邓铁涛的评价

邓铁涛是当今中医泰斗、国医大师，他说："郑梅涧之《重楼玉钥》不愧为清代喉科之杰出著作，其理论与经验值得宝贵与发扬。"

8. 余瀛鳌的评价

余瀛鳌曾任中国中医科学院医史文献研究所所长，是我国中医临床文献学科带头人。他说："中医喉科虽属临床小科，但历史上却涌现过不少精品论著，其中尤以郑梅涧《重楼玉钥》的学术临床影响更大。郑氏作为喉科世医，迄今沿袭不衰。"

（三）其学

1. 谢观的评价

谢观《中国医学源流论·咽喉科》说："郑氏治疗，亦以针刺收效，其确为专家传授可知。而世无能通其术者，徒能取其养阴清肺一方，托之神怪，可慨也已。"

2. 邓铁涛的评价

邓铁涛《耕耘医话·咽喉》记载其父用《重楼玉钥》金锁匙方治疗咽喉危急重症"缠喉风"的过程："先父之友名冼栈，急从香港来穗，用笔自诉上午九时喉痛甚，乘车至我家时，喉间阻塞，已不能言。父亲诊断为'缠喉风'，除辨证处汤方外，即用郑梅涧氏《重楼玉钥》之'金锁匙'散方，命我去药店求制成药散，约一小时药散制备，我为之用纸管吹喉，约二十分钟一次，吹后出痰涎甚多。下午一时服汤药。经上述治疗，下午三时已能发声，至晚上喉痛大减，语言顺利。翌日返港继续吹喉（隔一小时一次），服药二剂而愈。这是三十年代的医案。"金锁匙方为：焰硝（又名火硝）一两五钱，硼砂五钱，冰片三分，雄黄二钱，白僵蚕一钱，各另研细末，再和匀收固，每吹少许入患处，痰涎即出。

邓铁涛《耕耘医话·咽喉》载其"治一慢性扁桃腺炎兼咽部白斑之患者，亦采用梅涧氏之'吹药方'加味而愈"。

国医大师邓铁涛的验案医话，说明郑梅涧其学的真实性和实用性。

3. 干祖望的评价

干祖望为中医耳鼻喉学科的创业人之一。他高度赞扬郑梅涧提出的"白喉忌表"，指出："白喉郑氏提出'忌表'之论，非徒在医界树有百折不挠的地位，而且竟在民间也家喻户晓。"

二、学派传承

新安郑氏医学师承黄明生先生"异授喉科"后，郑于丰（南园）、郑于蕃（西园）一源双流，其后代反复实践，博采众家之长，不断充实完善，终于在学术上自成体系，迄今传承已近500年，历传16世，代有传人，形成了"新安医学郑氏喉科流派"，并被国家中医药管理局遴选为"第一批64家全国中医药学术流派"，郑氏喉科流派学术入选"国家级非物质文化遗产目录"。

新安南园喉科、西园喉科可考的业医者有41人，撰有学术著作和医案的医家有11人。兹分别叙述如下。

（一）南园喉科的传承

世人以郑于丰、郑梅涧父子的住宅名"南园"，称其医学为"南园喉科"。"南园喉科"的学术经验以家族医链的形式传承，迄今已有14代（以喉科计为9代）。根据郑景岐手抄本《郑氏家谱》和许承尧主编的民国版《歙县志·卷十·方技门》，郑氏南园喉科的传承概述如下。

南园喉科第一代传人：郑于丰（1692—1967），字绶年，号作周，别号切斋，乃郑以相长子。

南园喉科第二代传人：郑梅涧（1727—1787），名宏纲，字纪原，号梅涧，别号雪莘山人。乃郑于丰第五子。

南园喉科第三代传人：郑承瀚（1746—1813），名承瀚，字若溪，号枢扶，乃郑梅涧长子，郑景岐抄本《郑氏家谱》记载其为"国学生"①。郑承洛（1755—1830），名承洛，字既均，号杏庵，乃郑梅涧次子，郑景岐抄本《郑氏家谱》记载其为"邑庠生"②。郑枢扶、郑既均都受到了良好的教育，为继承父业奠定了坚实的文化基础。

南园喉科第四代传人：郑钟泰（1800—1826），名钟泰，字鲁峰，乃郑既均第四子。郑钟寿（1806—1863），名钟寿，字祝三，乃郑既均第五子。

南园喉科第五代传人：郑大樽（1827—1907），名大樽，字樾恩，号应和，乃郑祝三长子。

南园喉科第六代传人：郑沛（1860—1918），名兴沛，又名沛，字雨仁，号问山，乃郑应和次子。

南园喉科第七代传人：郑维林（1889—1959），名维林，字墨西，乃郑雨仁之长子。郑维弟（1893—1960），名维弟，字次仲，乃郑雨仁之次子。郑维皓（1915—1973），名维皓，字石川，乃郑雨仁第四子。

南园喉科第八代传人：郑景岐（1918—1992），名克洵，字景岐。乃郑维林之长子，是国家首批名老中医。

南园喉科第九代传人：郑日新（1952— ），名式彝，字日新，乃郑维

---

① 国学生：在国子监读书的学生。
② 邑庠生：秀才。

林之长孙、郑景岐长侄。

（二）西园喉科的传承

郑氏喉科的医学承传，一源双流。研究郑梅涧的学术思想及其传承，有必要阐述"一源双流"的概况。

前已叙及，家传医学起源于明代嘉靖初年（约1521），中医喉科则源于清代康熙五十年（1711），郑梅涧父亲郑于丰和叔叔郑于蕃师承黄明生先生"异授喉科"。1721年郑于丰和郑于蕃兄弟分家，郑于丰宅居南园，世人称为"南园喉科"；郑于蕃宅居西园，世人称为"西园喉科"。

根据郑景岐手抄本《郑氏家谱》"西园滋澍堂世系图谱"和许承尧主编的民国版《歙县志·卷十·方技门》，郑氏西园喉科的传承概述如下。

西园喉科第一代传人：郑于蕃（1694—1765），名于蕃，字松屏，号仰山，乃郑以相次子。

西园喉科第二代传人：郑宏绩，名宏绩，字慎斋，号禹东，乃郑于蕃次子。《歙县志》载其"精于医"。郑宏宪，乃郑于蕃第六子。

西园喉科第三代传人：郑承湘，名承湘，字煌，号雪渔，乃郑宏绩第三子。郑承海，名承海，字青岩，乃郑宏宪长子。

西园喉科第四代传人：郑世麟，名世麟，字应文，乃郑承湘第三子。郑世麈（？—1851），名世麈，字玉辉，乃郑承湘第四子，郑景岐手抄本《郑氏家谱》谓其为"太学生"。郑世麈去世后，继妻许氏承传喉科医术，人称"许氏女医生"。

西园喉科第五代传人：郑永柏，乃郑世麓次子。郑永杓，字政庭，乃郑世麓第四子，出继郑世麈。

西园喉科第六代传人：郑纂钦，名靖，字纂钦，晚年号寄斋老人，乃郑永杓次子。

西园喉科第七代传人：郑维熊（1882—1966），名维熊，字渭占，号思慎，又号梦熊，乃郑纂钦长子。郑维夔，名维夔，字韶九，乃郑纂钦次子。郑维虞，名维虞，字朗轩，乃郑纂钦第三子。郑维骊，名维骊，字业樵，乃郑纂钦第四子。

西园喉科第八代传人：郑克状，名克状，字免斋，乃郑维夔之子。郑克刚，名克刚，字体乾，号惕斿，乃郑维熊之子。

西园喉科第九代传人：郑式浦（1936—　），名式浦，字铎，乃郑克刚之子。

西园喉科第十代传人：郑公望（1964—　），乃郑铎长子。郑葶（1963—　），乃郑铎长女。郑园（1966—　）乃郑铎次子。

西园喉科第十一代传人：郑翼（1988—　），乃郑公望之子。郑辛黄（1993—　），乃郑园之女。

南园喉科和西园喉科的两园后代继承衣钵，承传不坠，以医学家族链的模式代代相传。新安郑氏喉科两园医家反复实践，博采众家之长，不断充实完善，终于在学术上自成体系，为中医耳鼻咽喉科的学术发展做出了较大的贡献。

郑梅涧的家宅南园与叔叔郑于蕃的西园房屋建筑毗邻，两园有内门相通，两园关系和睦，学术上的双流发展，各有心得和所长，在今后的研究中，两园的经验值得同步发掘和比较研究。

郑氏医学传承谱系见表9。

表9　郑氏医学传承谱系

医家名字	大小方脉世系（代）	咽喉口齿世系（代）	宗族谱系（世）
郑赤山	1		20
郑德孚	2		21

续表

医家名字						大小方脉世系（代）	咽喉口齿世系（代）	宗族谱系（世）
郑国器						3		22
郑士寰						4		23
郑以相、郑以显						5		24
以下南园世系			以下西园世系					
名	字	号	名	字	号			
郑于丰	绶年	作周，别号讱斋	郑于蕃	松屏	仰山	6	1	25
郑宏纲	纪原	梅涧，雪莘山人	郑宏绩 郑宏宪	慎斋	禹东	7	2	26
郑承瀚 郑承洛	若溪 既均	枢扶 杏庵	郑承湘 郑承海	煌 青岩	雪渔	8	3	27
郑钟寿 郑钟泰	祝三 鲁峰		郑世麟 郑世麈 麈继妻许氏女医生	应文 玉辉		9	4	28
郑大樽	樾恩	应和	郑永柏 郑永杓	政庭		10	5	29
郑沛	雨仁	问山	郑纂钦	靖	晚年号寄斋老人	11	6	30
郑维林 郑维弟 郑维皓	墨西 次仲 石川		郑维熊 郑维夔 郑维虞 郑维骊	渭占 韶九 朗轩 业樵	思慎，梦熊	12	7	31
郑克洵	景岐		郑克状 郑克刚	免斋 体乾	惕游	13	8	32

医家名字					大小方脉世系（代）	咽喉口齿世系（代）	宗族谱系（世）
郑式彝	日新		郑式浦	铎	14	9	33
			郑公望 郑莘 郑园		15	10	34
			郑翼 郑辛羹		16	11	35

（三）传人方成培研究

方成培是郑梅涧的学术传人。与郑梅涧父子过从甚密，在郑氏喉科的学术传承中，承上启下，做出了重要的贡献，是郑梅涧生平研究和学术思想研究的重要人物。

方成培，清季杰出曲艺家，创作中国古典十大悲剧之一的方本《雷峰塔》（即《白蛇传》），奠定了方成培杰出曲艺家的学术地位。方成培又是著名医家，但中医学术界对方成培的研究几近空白。通过今存的郑梅涧所传医学文献等资料分析，可以全方位了解方成培其人，并研判方成培对郑氏喉科学术贡献的概况。

1. 方成培概况

（1）名、字、号

方成培，字仰松，又字观，号岫云。1768 年方成培撰《运气图解提要》（今存，未刊行），其自叙题署为"方成培仰松"。1768 年方成培为《重楼玉钥》作序，题署为"岫云山人方成培"。民国版《歙县志·人物志·文苑》"方成培"条载："方成培，字仰松，号岫云。"《授医秘录》方成培序，题署"方观"。

（2）生卒年

方成培准确的生卒年不详。1934 年，谭正璧先生认为方成培约"清仁宗嘉庆中前后去世"，即 1808 年前后去世。1983 年《中国大百科全书·戏曲·曲艺》认为方成培"约生于清雍正年间"，即 1723 ～ 1735 年。龙晹尧先生认为，方成培"约生于雍正末年"（约 1735 年）。洪芳度著《新安医学史略》获安徽省科委软科学科研成果，该研究认为：方成培生卒年"约 1735—1808 年"。考有关文献，方成培于 1768 年撰《运气图解提要》及《重楼玉钥·叙》，题署时名、字、号俱全，古人取号的年龄最少要大于 20 岁。再从方同郑梅涧（1727—1787）交谊笃深，与郑枢扶（1746—1813）合著《重楼玉钥续编》可知，洪芳度所推断的方成培生卒年是可信的。方成培卒于汉口。《歙县志》载其"客游汉，卒于其地"。当年，新安郑氏喉科在汉口的商业实力雄厚，有"郑半街"之称，方与郑氏喉科交谊笃深，故方氏卒于汉口是可能的。

（3）里籍

方成培为安徽歙县人。详细乡址有寒山、环山、碧山、横山四说。方成培《授医秘录》序文题署"寒山"人。《重楼玉钥》"严氏赤麟散"与"秘授甘露饮"二方中，郑枢扶所加按语称方成培为环山人。方成培《重楼玉钥·序》及《运气图解提要·自叙》云"碧山"人。民国版《歙县志》云"横山"人。考《歙县志·舆地·山川》"寒山"条载："寒山，今名环山，以众山四面环绕而名。"故寒山、环山为古今名。度碧山为环山中之一峰，而横山说据典较晚。方成培之里籍当以歙县环山为是。

又：方成培颜其书屋为"苍松翠竹山房"，亦简称为"翠竹山房"。

（4）家庭

方成培出生在一个儒、医家庭。方的曾伯祖易庐公曾从余子敬学医。方易庐嗣无传人，其医术医籍传至方成培父亲。

方成培的父亲方自华，为清县教谕，民国版《歙县志》"方成培"条云："父自华以贡授来安县教谕，掌文庙祭祀，教育所属生员。""以贡授"，谓方自华是经科举考试升入京师国子监读书的贡生，由"贡生"而得授江苏来安县教谕。教谕是掌文庙祭祀，教育所属生员的文官。

（5）曲艺家

方成培是清季杰出曲艺家。中国古典十大悲剧之一的方本《雷峰塔》（即《白蛇传》），奠定了方成培杰出曲艺家的学术地位。方成培"工篆刻"，上海辞书出版社出版的《中国篆刻大辞典·方成培》和陕西人民美术出版社出版的《中国书画艺术辞典·篆刻卷》均有介绍。

一代通儒程易田①为方成培《词麈》作序，称方成培为"吾友"。考：1752～1758年，程易田与"前清学者第一人"的戴震在郑村不疏园同师事江永，程瑶田时年28～35岁；不疏园书院大儒云集，其学术中心的声誉和南园的地利，使方成培常年居住在南园，方成培时年18～25岁。提示方成培与程易田初建交谊之地，当在南园和不疏园。以上两园交往的史实，进一步佐证郑梅涧受不疏园名家大儒学风的影响。

2. 方成培家族医学源流

方成培出生中医世家，其家族医学起源可上溯至曾伯祖方易庐。从《授医秘录》方序可知，方易庐从余午亭之曾孙余子敬学医，尽得其传。余傅山、余午亭兄弟二人为明季新安著名医家，二人所开创的家传医学，医传八世，新安地区称之"余氏医学"。"余氏医学"是新安医学研究的重要对象。

---

① 程瑶田（1725—1814），字易田，一字易畴，号让堂。安徽歙县人。清代著名学者、徽派朴学代表人物之一。与戴震同师事江永。精通训诂，在数学、天文、地理、生物、文字、音韵等领域，程皆有深入研究，堪称一代通儒。《清史稿》有传。

方易庐师从余子敬，继承余傅山、余午亭学术经验，由是而家族世系相传。方易庐在学医期间，得授余氏世传余傅山等人课徒录本《授医秘录》《余傅山医案》，借此"活人甚广"。

方成培的父亲方自华、方成培"家大兄"均秉承新安名医余傅山、余午亭的经验。方成培撰《运气图解提要·自叙》云其学医经过时曰："余髫龄即受读是经，家君常为讲说。"说明方自华精通医学，谙熟《内经》。方成培的"家大兄"亦是一位良医，笔者家藏方成培遗存医籍《医宗己任篇》，有方成培亲笔批注，记述其"家大兄"用逍遥散治愈产后重症。

3. 方成培治医门径

方成培的治医门径和家庭医学熏陶、广泛投师、博览群书、信奉道教有关。

家庭医学熏陶：根据《歙县志》《安徽通志稿》"方成培"条及方成培《运气图解提要·自叙》可知：方成培幼年体弱多病，且患有"厥证"，"日在药里间"。父兄规劝方成培放弃举业仕途之道，督其学习医学和养生之术，却病养生，故方成培在父兄指导下闭户习医，在童年就受到良好的医学熏陶和教育。

广泛投师：清季新安地区医家颇多，为方成培解惑求学的有利条件。《运气图解提要·自叙》说："凡遇岐黄家，必殷勤致询。"方17岁时，携《内经》一部，云游各地，广为征询道家养生之术，暇时则研读《内经》。方成培与郑梅涧有"针芥之投"，郑梅涧将家传喉科之术悉数传方成培。

博览群书：方成培出生在儒医家庭，家藏书籍颇丰。《安徽通志稿》载其"博览经传与诸子百家之言"。笔者家传医籍中，亦每有方氏阅后所笔心得之眉批夹注。方与郑枢扶合撰《重楼玉钥续编》，引征19部古医籍和10位著名医家的论著。方氏一生著述宏丰，没有广博的读书基础是难以完成的。

信奉道教：方成培以幼年多病之体，得亨古稀之高寿，得益于养生之术。方信奉道教，自号岫云山人，对"天人合一"观和道教养生术颇有领会。《重楼玉钥》载方成培之"秘授甘露饮"，即以童便露养身却病。现代科学已证实其科学性，目前，一些科技发达国家亦盛行饮自尿益寿却病热。

4. 医学史绩

方成培编撰、合撰、考订的医著有《运气图解提要》《重楼玉钥续编》和《灵药秘方》等。

《运气图解提要》：运气学说是中医学的难点，方氏研习运气，由博返约，深入浅出，用图表的形式对五运六气以勾玄，俾使后之学者能提纲挈领，融会贯通。是书未刊行，手稿今存。

《重楼玉钥续编》：方成培得郑梅涧所授喉科，曾为《重楼玉钥》作序，还与郑枢扶合撰《重楼玉钥续编》。郑枢扶《重楼玉钥续编·自叙》云："与环川方子岫云博采古今之书，纂为《续编》，以补诸家之未备。"

《灵药秘方》：乾隆四十四年（1779）三月十八日，方成培偶于扬州故纸堆中见到《灵药秘方》，遂以善价购得。是书系孤本，为蒲东方士师成子于康熙初年所作，书中记载道家治病所用丹散方药的适应病证、制药、用药方法。道家治病所用丸散丹剂经过长期临床检验，有其科学性和特异性，道家多珍秘而不外传，故此是中医学宝库中值得深入发掘的一个领域。从方成培的序来看，是书不乏应验效方，但师成子秘惜过甚，"方中分两皆为隐语，不肯明言"，考方中所用药味每每峻猛之品，如无分两，"虽存亦无用矣"。方成培以其广博的知识面，细细玩味道中隐语，解得其意，标明分两，使之有应用价值。浙江裘吉生先生将《灵药秘方》收入《三三医书》刊行。

方成培研习医学，勤于笔录，为薪传新安医学文献做出了重要贡献。南园喉科珍藏方氏手录《授医秘录》《余午亭医案》《太乙神针》《灵药秘方》等抄本。《授医秘录》是我国现存第一部医学讲学实录，为明嘉靖二十二年到万历五年（1543～1577）余傅山、汪宦等向门人解惑传道之记录。1577年，由余傅山门人吴崑整理，再由余氏医学四世传人余子敬授予方易庐，乃至传到方成培。郑梅涧见此，亦亲笔录之，并加序语。从版本学价值看，是抄本得之余氏四世传人，可信度较高。

5. 方成培与南园喉科

（1）方成培曾常住南园

现存文献可知，方成培曾常年居住在南园，因年龄在郑梅涧父子之间，故郑梅涧父子与方成培均有交往。以下史实可证方成培常住南园。

方成培有许多医书、抄本、笔记及乐律曲谱类著述遗存于南园，因家学代有传人，故能世系相传，保存完好。书如方成培撰《运气图解提要》、方氏考订蒲东师成子之《灵药秘方》、方氏家传抄本《授医秘录》、方氏家藏医籍《己任篇》、方氏撰剧本《白蛇传》及乐律曲谱类（传至郑景岐，于"文革"期间抄家散佚），皆遗存郑梅涧家宅南园。南园喉科还珍藏有方成培用来研喉科吹药的"乳钵"，钵底有方氏书房"翠竹山房"的字样，钵之外面有工笔山水人物画，题字"流水青山送六朝，时庚寅之秋石泉氏写意"，起首章为"竹"字，实为清季中医文物之上品。

（2）方成培与郑氏喉科交谊原因

方成培与郑氏喉科交谊之原因，和地理位置、年龄、志趣、宗教信仰、郑村是儒学学术中心诸点相关。

地理位置：方成培居歙县环山，郑氏喉科世居歙县郑村，方成培家宅到郑梅涧家宅的直线距离仅5公里。

年龄：方成培约生于1735年，郑梅涧生于1727年，郑枢扶生于1746年，方与郑氏父子年龄差距仅约10岁。

志趣：方成培年幼多病，父兄督其习医与养生之术。郑氏喉科为医学世家，郑枢扶《重楼玉钥续编·序》云："先高祖赤山公，瀚七代祖也，性好堪舆，精研岐黄，代不乏人。"故家传医学至郑枢扶已历七世。方成培与郑梅涧、郑枢扶均有施医济人之志趣。

宗教信仰：方成培、郑梅涧均信奉道教，方成培别号岫云山人，郑梅涧别号雪尊山人，共同的宗教信仰亦为之原因。

郑村是儒学学术中心：1752～1758年，不疏园书院大儒云集，成为国内儒学的学术中心。南园与不疏园为同村之地利，使勤于求学的方成培常年居住在南园。

6. 郑梅涧与方成培

郑梅涧与方成培交谊笃深，从家藏文献可知。方成培作为郑梅涧的医学传人，有以下史实。

（1）为方成培解惑中医运气学说

运气学说是中医学的难点，方成培在研习运气学说时，于未能豁然处，曾求教于郑梅涧，由是而撰著《运气图解提要》一书。方成培在谈及《运气图解提要》成书过程时说："余髫龄即受读是《经》（指《内经》），家君常为讲说，但资惟迟钝，于此未能豁然，凡遇岐黄家，必殷勤致询，卒未有能告者，间值一二知者，不过曰其岁其司天而已……今夏偶与梅涧山人论及此，退而纂辑斯图。"

（2）将家传喉科之术悉数传方成培

方氏自称与郑梅涧有"针芥之投"，相交莫逆，其关系已胜于"至亲密友"。如方氏谓郑梅涧施医送药，"未尝受人丝粟之报，唯以利人为急"。郑梅涧对家传医术"甚珍秘，虽至亲密友，未肯出一示""因恐人乘危邀利，故未尝授人"，而方成培却可"得阅一二"，乃至后来郑梅涧将秘籍"尽泄之，并口授用针之奥"。

又如，南园喉科家藏大量线装古医籍中，可见到方成培阅读后所加的眉批夹注，先人珍爱医籍，方氏能在南园喉科家藏书中笔之心得，交同莫逆，非虚语也。

（3）郑梅涧与方氏家传秘本《授医秘录》

《授医秘录》一书为明季新安名医余傅山等课徒录本，其门生吴崐于明万历五年（1577）曾进行整理。这是我国现存较早的一部讲学实录，深入浅出，实用性很强。方成培曾伯祖从余氏医学四世传人余子敬学医时，得授此书。郑梅涧从方成培处得阅，十分赞赏，手录存之，并加小序，认为此书医理精深，"临证处方，不愧为明哲之士"。方藏本、郑录本，今皆存。

（4）郑梅涧与方氏家传秘本《余午亭医案》

方成培曾伯祖方易庐从余子敬学医，余子敬曾祖余午亭医术精湛，《余午亭医案》中许多医案学术性、实用性俱佳。郑梅涧将方本《余午亭医案》中的精华手抄于《箧余医语》后，作为郑氏喉科课徒用。

（5）郑梅涧与方订《灵药秘方》

1779 年，方成培从扬州故纸堆中以善价购得《灵药秘方》一书，予以考订，郑梅涧阅后，爱不释手，亲笔录之。1923 年，裘吉生先生将此书收入《三三医书》刊行。

（6）郑梅涧与方成培家传秘方

方成培还将三首家传秘方告诉郑梅涧，并收载于《重楼玉钥》中。三首秘方是吹药"严氏赤麟散""圣功丹"和内服药"秘授甘露饮"。

吹药"严氏赤麟散"治一切喉痹，缠喉，双、单蛾，叉喉恶证，吹之立吐痰涎，实时获效，可代针刀。郑梅涧之子郑枢扶验证该方后云：此环山方岫云山人家藏秘方也，治喉风诸症实有奇功，余经验屡屡，其效不可胜言。吹药"圣功丹"治一切牙疳，有奇效。郑枢扶验证该方后云："其功效过于神功丹、人中白散诸方。"秘授甘露饮实为特殊加工的童便露，治真阴亏竭、火炎灼肺、虚损失血内热，发为咽疮喉癣等症。

方成培有《医宗己任篇》等医书遗存在南园，南园喉科后裔世系相传。书中有方成培读书的心得眉批。南园喉科家传医籍中，亦每有方氏阅后所笔心得之眉批夹注。

（7）方成培为《重楼玉钥》作序并参与修订

郑梅涧父、叔受业黄明生时，得授《喉口三十六证》一书，郑梅涧结合自己的临床经验，扩而充之，方成培为之作序。1956年，人民卫生出版社影印苏城喜墨斋道光十九年（1839）木刻本《重楼玉钥》，书中"原叙"即为方成培所撰。喜墨斋刊本"原叙"无题署，故是书冯序谓"原书不系姓氏，谓作者为郑梅涧先生，亦不知何许人"。家藏抄本的序题署为"乾隆戊子仲秋月上浣岫云山人方成培书于碧山之苍松翠竹山房"。

方成培还参与《重楼玉钥》的修订工作。《喉口三十六证》落架风（相当于下颌关节脱位）、呛食风（相当于口腔、咽黏膜下血疱）的歌诀均认为是危证，方氏认为不妥，予以修正。郑氏喉科治疗危急重证走马牙疳有独特的疗效，方成培将郑梅涧论治走马牙疳的著述移于《重楼玉钥》中，以为全璧。

（8）许承尧论"郑梅涧与方仰松交好"

清末民国徽文化研究专家许承尧[①]《歙事闲谭》载有以"郑梅涧与方仰松交好"为文题的"歙事"："双桥郑梅涧，名宏纲，字纪原。著有《重楼玉钥》一书，为喉科要籍。顷见后岩方仰松成培为序其治喉秘书，言吾乡'郑纪原先生，性好岐黄家言，尤得喉科秘授，故技绝精，救危起死，不可胜数。余尝见有垂毙者，先生刺其血，血出如墨，霍然立愈。其妙如此，

[①] 许承尧（1874—1946）安徽歙县人。方志学家、文物鉴赏家。21岁中光绪甲午科举人，光绪三十年（1904）中进士，入翰林。著有《歙县志》《歙故》等。

而未尝受人丝粟之报，殆闻范文正、陆宣公之风而兴起者' ……"

许承尧所见的方叙，与清道光十八年戊戌（1838）苏城喜墨斋初刻本《重楼玉钥·原叙》比较，有三要点如下。

其一，"顷见后岩方仰松成培为序其治喉秘书"，佐证1838年喜墨斋版《重楼玉钥·原叙》的作者为方成培。

其二，喜墨斋版"余尝见有垂毙者，先生刺其颈，出血如墨，豁然立愈"之"刺其颈"，许承尧所见的方叙为"刺其血"。

其三，谓郑梅涧喉科的学术水平为"技绝精"。

7. 郑枢扶与方成培

（1）郑枢扶与方成培合著《重楼玉钥续编》

《重楼玉钥续编》参考19部古医籍和10位医家的著述，详论咽喉口齿唇舌的基础理论、辨证用药，以补《重楼玉钥》之未备。在论及著作原因时，郑枢扶认为，其虽在《重楼玉钥》中陆续补有按语等，但"未为尽善也，余惧医家各执秘授，不知变通，往往反因而误事，故与环方子岫云博采古今之书，纂为《续编》，以补诸家之未备"（《重楼玉钥续编·序》）；方成培认为《重楼玉钥》"于诸证源流诊脉用药加减之理，尚未尽情发挥。余不揣简陋，遍采各家诸说，补其阙略，别为《续编》，以羽翼之"（《重楼玉钥续编·序》）。从文献上看，方氏曰独立完成，郑枢扶曰与方合编，似有矛盾。笔者认为：郑枢扶当不致掠人之美。①明清时期，书商镌刻书籍有以赢利为目的者，如吴勉学即为其一，而医者著述只为薪传医学；从家藏"阄书"看，郑梅涧、郑枢扶时代家中商业实力雄厚，故他们施医送药，"未尝受人丝粟之报"，无须借此谋利。郑枢扶为清最高学府国子监学生，学风严谨，著述颇丰，并与父郑梅涧创养阴清肺汤。郑梅涧与方成培交谊笃深，授方喉科秘术。封建礼教、家教当不会使郑枢扶有欺世盗名之举。且从《重楼玉钥》郑枢扶按语涉及方氏处，亦可看出他尊重事实，尊重方氏。②《重楼玉钥》"骨槽风"一节郑枢扶按云：骨槽风未为尽善的各种治法，"俱详注《续集》焉"。亦可证郑枢扶参与《重楼玉钥续编》的撰著。考两文献矛盾之原因，当是方成培先有撰《重楼玉钥续编》之设想，并完成部分工作，而后由郑枢扶完成或合作完成。

（2）郑枢扶与方成培其他交往

方成培将家藏秘方"严氏赤麟散""秘授甘露饮""圣功丹"三方传与郑枢扶，后由郑枢扶补入《重楼玉钥》中，并云"此环山方岫云山人家藏秘方也""此方出于岫云山人""此环山方子岫云秘传之仙方也"。方成培还与郑枢扶论痘疹之病机，郑枢扶将方氏论语记入《重楼玉钥续编·自叙》中。

（四）受业弟子的成就

郑梅涧学术思想对郑氏喉科后世医家产生了重大影响，形成了以其为代表人物的新安郑氏喉科学术流派。郑梅涧后世医家继承郑梅涧衣钵，所取得的成就和业绩简介如下。

郑枢扶（1746—1813），新安郑氏医学第 8 世（南园喉科 3 世）传人，师承父亲郑梅涧，亦擅长喉科，并通儿科、针灸。积多年临证经验，复采古今方书，除补充其父郑宏纲之《重楼玉钥》一书外，并于 1804 年撰成《重楼玉钥续编》，章洪均（叔和）录存，于 1923 年由裴庆元（吉生）校刊印行，并附郑氏《喉症白腐》，论述白腐证较详。其于喉科治法，亦倡用养阴清热等法。另有《咽喉辨证》《喉白阐微》（安徽人民出版社于 1956 年出版）《痘科切要》等书。

郑宏绩，新安郑氏医学 7 世（西园喉科 2 世）传人。为郑宏纲（梅涧）之堂兄弟，民国版《歙县志》载其"精喉科"。

郑承湘（1753—？），新安郑氏医学 8 世（西园喉科 3 世）传人。民国版《歙县志·卷十·方技门》载其："少攻举子业，后承继家学，潜心医学，撰有《伤寒金匮经方简易歌括》《医汇简切》《医学正义》《症治正名类参》《愚虑医草》《喉菌发明》等书，治效甚著。"

郑承洛（1755—1830），新安郑氏医学 8 世（南园喉科 3 世）传人，师承父亲郑梅涧。《中医大辞典·郑承洛》云其："清末医家。字既均，号杏庵……初攻举子业，能诗文，后专攻医学，与其兄郑瀚（一作承瀚）朝夕共同钻研医学，亦精喉科。撰《熟地黄论》《咽喉伤燥论》《杏庵医案》等书。"郑承洛还撰有《医叹》《痘科秘奥》（与兄枢扶合编）《胎产方论》《燕窝考》等书，今存。

郑承海，新安郑氏医学 8 世（西园喉科 3 世）传人，字青岩。为郑宏绩之次子，郑承湘之弟，亦继家学，撰有《喉科杂证》一书。

郑世麈，新安郑氏医学 9 世（西园喉科 4 世）传人，承家学，辑有《喉科秘钥》一书，由许佐廷（乐泉）增订，于 1868 年刊行。

郑世麟，新安郑氏医学 9 世（西园喉科 4 世）传人，字应文。歙县（今属安徽）人。为郑宏绩之孙，亦通医学，撰有《灵素汤液溯源》一书。

郑钟寿（1806—1863），系郑既均第五子，新安郑氏医学 9 世（南园喉科 4 世）传人，字祝三，著有《祝三医案》，今存。

郑应和，新安郑氏医学 10 世（南园喉科 5 世）传人。名大樽，字樾恩，号应和，郑钟寿长子。今存《应和医案》数卷。

郑靖（1867—1930），字纂钦。新安郑氏医学 11 世（西园喉科 6 世）传人，著《郑氏先德录》《醉菊吟》。

郑沛（1860—1918），字雨仁，号问山，郑应和次子。新安郑氏医学 11 世（南园喉科 6 世）传人，著有《运气略解》《问山医案》。

郑渭占（1882—1966），新安郑氏医学 12 世（西园喉科 7 世）传人。民国三十年（1941），经县政府批准，作为歙县知名喉科中医，出任歙县"中医审查委员会"委员，负责办理歙县喉科中医审查登记工作。著《郑渭占医案》数卷，今存。

郑墨西（1889—1959），名维林，字墨西，郑雨仁之长子。新安郑氏医学 12 世（南园喉科 7 世）传人。著《墨西医案》数卷，今存。

郑景岐（1918—1992），歙县人。新安郑氏医学 13 世（南园喉科 8 世）传人。安徽中医药大学主任医师，国家首批 500 名名老中医。首届中国中医学会耳鼻喉科专业委员会顾问，新安医学研究会顾问。1942 年悬壶梓里事喉科和大方脉；1956 年整理出版郑枢扶遗著《喉白阐微》；1959 年整理出版郑梅涧遗著《箧余医语》；1962 年奉调安徽中医学院，创建中医喉科教学和临床科室；1964 年参编全国中医院校二版教材《中医喉科学》；1984～1987 年完成卫生部科研课题"《重楼玉钥》校勘整理研究"；1989～1990 年完成《续重楼玉钥》《咽喉辨证》《喉白阐微》等书的校勘整理研究。存有《景岐医案》数十卷。

郑铎（1936—　　），新安郑氏医学 14 世（西园喉科 9 世）传人，安徽省歙县中医院副主任医师，安徽省黄山市西园喉科药物研究所所长。国家级非物质文化遗产"西园喉科"代表传承人，研发国药准字新药 1 种。

郑日新（1952—　　），新安郑氏医学 14 世（南园喉科 9 世）传人，国家首批名老中医学术继承人，师承伯父郑景岐。郑日新现为安徽中医药大学主任医师、教授，任硕士研究生导师、安徽省名老中医郑日新工作室传承导师、国家第五批名老中医学术经验继承工作指导老师、国家中医药管理局郑氏喉科流派经验工作室传承导师，是中华中医药学会耳鼻喉专业委员会学术顾问、安徽省中医药学会耳鼻喉分会名誉主任委员。承担与郑氏喉科相关的国家 973 计划子课题、安徽省科技攻关重点课题等科研项目 8 项；发表论文 42 篇，其中新安医学相关论文 28 篇，主编、参编医学著作和高校教材 16 部，《新安医学五官科精华》获中华中医药学会学术著作一等奖，研发国药准字新药 1 种，新药临床批件 1 种。

三、后世发挥

（一）养阴清肺与养阴清肺汤

郑梅涧以紫正地黄汤加减拟方，且"经历十余，俱已收功"，创"热邪伏少阴，盗其母气"病因病机学说和"养阴清肺"治则，为其子郑枢扶、郑既均筛选优化父亲处方、创制"养阴清肺汤"奠定理论基础。"养阴清肺汤"的发明，是新安医学郑氏喉科两代三位医家（郑梅涧、郑枢扶、郑既均）共同实践的成果，是学术经验积累叠加的效应，是我国中医药工作者防治疫病的科技智慧结晶。

自 1795 年发明养阴清肺汤至今，养阴清肺汤的应用领域不断拓宽，分析新中国成立后的医学文献，计 341 篇文献报道了采用养阴清肺汤治疗疾病的研究成果，治疗疾病病种有扁桃体炎、扁桃体周围脓肿、咽炎、干燥综合征、咳嗽、儿科肺系疾病、支气管扩张咯血、肺痨、经期吐衄、喘嗽、浅层角膜炎症、眼科血症、病毒性角膜炎、小儿口腔炎、口腔扁平苔藓、食管癌放射性气管炎、便秘等 30 余种疾病有效。还有学者进行了养阴清肺汤镇咳、祛痰、抗炎作用的药理研究。新近，养阴清肺法治疗感染性疫病研究不断深化，如南京中医药大学博士生课题、国家自然基金课题均在此基础上进行了深化延伸研究。

（二）拦定风热与气血并治

郑梅涧治喉风诸症初起，创拦定风热，气血并治的法则："喉风诸症初起。必作寒、发热、头痛、大便秘结、小便赤涩。以紫正散、地黄散合服。勿离其药。乃气血并治，能理气散血，逐风痰，不使邪热壅塞。""科内所定方药总在拦定风热，在上不下。然后随症治之。自获效神速。"（《重楼玉钥》）郑氏喉科流派传人继承衣钵，如第 13 世传人郑景岐清热化毒治乳蛾案：

朱某，女，28 岁。始由左耳下颈部疼痛，左关及喉核高肿，上起白膜，大如蚕豆，疼痛不能吞纳，今已四日，语言不清，寒热不解（T：38.4℃），左侧颈部漫肿颇甚，大便三日未行，脉弦数，舌苔淡黄，风热痰浊互结，发为单蛾，势颇不轻，从肺胃清热化毒治之。

紫荆皮 10 克，炒大力子 10 克，连翘 10 克，丹皮 6 克，焦山栀 5 克，生石膏 12 克，板蓝根 10 克，银花 10 克，赤芍 5 克，薄荷 5 克（后下），马勃 5 克，瓜蒌仁 12 克，象贝母 12 克，夏枯草 10 克，火麻仁（杵）12 克；一帖。吹药圣功丹（《重楼玉钥》方）。

二诊，药后大便通，寒热轻（T：38℃。P：105 次/分），喉痛稍减，除火麻仁、瓜蒌仁，再服二剂，诸症十退八九。守原法减其制，又服二剂而痊。(《郑景岐医案》)

按该患者起病表现为耳下疼，中医认为是喉核与耳的经络相络属，现代西医认为是舌咽神经耳支的牵涉痛，其病位仍是在喉核。肺与大肠相表里，腑气不通，病已涉入胃腑。

郑景岐治风热乳蛾运用"拦定风热，气血并治"的治则，注重肺胃之热的消解和通泄，注重解毒、利咽、消肿、凉血、活血对表热的治疗，舍弃"发表不远热"的原则，弃用辛温发表之荆芥、防风，而取"辛凉而散"的薄荷、银花、连翘之辛凉以治"气"；方药中注重凉血活血，如丹皮、赤芍、山栀、紫荆皮之属以治"血"。下法不用峻猛之大黄、芒消，而用润下之火麻仁、瓜蒌仁，且中病即止，及时停用，恐伤津耗液。三组药物体现了郑梅涧"拦定风热、气血并治"的治疗学思想。

（三）咽喉危急重症

郑梅涧认为斗底风、叉喉风是咽喉危急重症，斗底风似与颈前脓肿、颈胸部蜂窝组织炎等继发急喉风有关，叉喉风似与急性喉炎、急性会厌炎、会厌脓肿、喉部神经血管性水肿继发急喉风相似。第 13 世传人郑景岐继承衣钵，治"外缠喉合并斗底风重证"案如下。

程某，女，26 岁，1991 年 7 月 12 日。始于左颏下坚肿，渐及颔颈之间，迄今六日，已达右颏，下及于颈项，右颔间尤甚，并趋胸前亦有漫肿之势，右嗌内微肿，疼痛，勺水难下，强之则呛，憎寒发热（T：38.9℃），脉至滑数，证属风热顽痰为患，兼触温毒，况复妊娠三四月，势非轻观，应机为顺。

连翘 10 克，山豆根 10 克，紫荆皮 9 克，川连 2.5 克，炒僵蚕 5 克，炒大力子 9 克，象贝母 10 克，赤芍 5 克，薄荷 5 克，银花 10 克，射干 5 克，炒黄芩 5 克，二地丁各 20 克，旋覆花（包）10 克，漂昆布、海藻各 10 克，夏枯草 10 克，海石 15 克。

一帖煎服；吹药回生丹加味，吹噙勿断。

二诊：热轻未净，憎寒已止，胸、颈及左颏颔之间红退，肿热渐消，右耳下仍色赤灼热，其肿高突如故，语音已清，苔腻稍薄，症延七日，为势稍轻，冀再进一阶方可放心（患者曾陆续咯韧痰，但不甚多，涎仍略绵，口噤稍松）。为初诊方去海石、僵蚕，加生石膏 15 克，二帖煎服。

三诊：寒热悉退，右耳前腮肿仍坚达于颏下，其势略平；左侧颏颈部结喉胸胁之间肿消八九，已不痛，红退，并不灼热；口噤稍松；右耳下以迄缺盆肿硬呈条索状，于是疼痛牵引，顾盼仍欠灵活；舌苔黄白而腻，脉至仍索。当再原法出入（涎不绵，已无韧痰，喉不痛）。初诊方去山豆根、海石、银花、射干，加草河车 9 克，菊花 9 克，钩藤（后下）15 克，另用乌梅肉塞尽牙根处。

前后计七诊，服药十一帖。后之诊治，守原法出入加减，而获全功。

（《郑景岐医案》）

按语：缠喉风是中医喉科的危急重证，来势凶险，"走马看咽喉"即谓此。

郑景岐认为，咽喉红肿连及颈项，甚至胸前颈项如蛇缠绕之状，称缠喉风。缠喉风有外缠喉、内缠喉之分，部位上有双缠喉、单缠喉之别。外缠喉指红肿疼痛达于外者，《重楼玉钥》"诸风秘论"云："痰涎气血结聚于咽喉，肿达于外，麻痒且痛而紧，是为缠喉。"《重楼玉钥》"单缠风""双缠风"即为外缠喉，亦称"兜腮"。内缠喉指咽喉作紧疼痛在先，风痰壅盛而至痹阻，《重楼玉钥》"叉喉风"即是。

从现代医学的角度看，内缠喉多为会厌、声门及咽后、咽旁间隙的急性感染性疾病；外缠喉多为咽喉口腔炎症漫延至舌下隙、颌下隙的急性感染性疾病，称作"卢德维氏颈炎"，外缠喉可向下发展漫延至胸壁和纵隔，《重楼玉钥》称"斗底风"，列为三十六风之首，西医称"卢德维氏颈炎胸部并发症"，病势更为凶险。外缠喉临床表现为，初起咽颈部红肿疼痛，牙关紧闭，吸气性呼吸困难，颈部活动受限，喉水肿而声嘶哑，全身见气营两燔之脓毒血症。颈部脓成后，见口底肿胀加剧，颈前颈侧肿胀，质硬，触诊坚如木板，穿刺多无脓液。出现胸部并发症时，胸前壁红肿疼痛，锁骨上窝、胸骨上窝肿胀而凹陷之解剖标志消失，如肿胀向纵隔漫延，患者多于 1～2 日死亡。

引起外缠喉的解剖学基础为：人体头颈部在解剖结构上存在许多潜在筋膜间隙，彼此不相连，人体颈部在伸缩转动和吞咽时可最大限度地自由运动；遇有邪毒感染侵犯，又可有效地分割、局限病灶；同时，当邪盛正衰时，又是邪毒漫延发展的径路。从病证因机分析，总由风热邪毒壅滞，痰涎败血积聚，化腐成脓，邪毒传入营血，邪盛正衰而致危证。

缠喉风属危急重症，合并斗底风则危之更危。郑景岐治予清热解毒、散结退肿、化痰利咽诸法，取连翘、象贝母为君药，清热散结，海石、海藻、昆布诸品散结化痰，亦具特色。利咽消肿活血之紫荆皮、山豆根、炒僵蚕则为治咽喉肿痛要药。郑氏喉科吹药回生丹（《重楼玉钥》方）加味，亦是疗效的关键。患者治疗后吐出韧痰而热渐退，肿渐消。

综上所述，徽文化的沃土，善贞白的家风，成就了"一腔浑是活人心"的一代名医郑梅涧。

本书基于《重楼玉钥》《篁余医语》等文献的研究，填补了郑梅涧生平研究空白，厘清了后世传承脉络，首次凝练总结了郑梅涧在理论创新方面的"辛凉养阴学说"等 5 种学说，以及其他基础理论发微方面的精华，完善了国家名老中医魏稼教授总结的针灸"三针学说"，发掘了郑梅涧在临床治则、方药、方法等方面的学术创新。并将郑梅涧的学术思想精华、理论创新、临床经验与当今"公知公用"的知识比较，分析其重要价值。

本课题组的研究者，也是国家中医药管理局"新安医学郑氏喉科流派工作室"成员，是郑梅涧学术思想和临床经验的继承者。我们深知承传薪火的历史责任，倍觉"书到用时方恨少"的学浅。书中谬误，恳请识者教正。

郑梅涧

参考文献

［1］清·郑梅涧.重楼玉钥［M］.清道光十八年戊戌（1838）苏城喜墨斋初刻本.

［2］清·郑梅涧.傅山医案·序［M］.郑梅涧手写本.

［3］清·郑枢扶.重楼玉钥续篇［M］.杭州：三三医社，1923.

［4］清·郑枢扶原著，郑景岐整理.喉白阐微.合肥：安徽人民出版社，1956.

［5］唐·务成子、梁成子注.黄庭经［M］.上海：上海古籍出版社，1990.

［6］明·余傅山.授医秘录［M］.郑梅涧手抄本.

［7］明·赵献可.医贯［M］.明万历四十五年丁巳（1617）步月楼初刻本.

［8］明·尤仲仁编著，徐福宁整理，许履和审定.尤氏喉科指南.北京：中医古籍出版社，1991.

［9］明·张太素，王小芸.订正太素脉秘诀.北京：学苑出版社，2010.

［10］明·彭泽，明·汪舜民纂修.徽州府志·卷八.明·弘治十五年（1502）刻本.

［11］清·程永培校.咽喉经验秘传［M］.上海：上海科技出版社，1957.

［12］清·尤存隐著述，干祖望校注.尤氏喉科.南京：江苏科学技术出版社，1983.

［13］清·张宗良撰，熊大经点校.喉科指掌.北京：人民卫生出版社，1989.

［14］清·喻昌.医门法律·切脉论［M］.北京：人民卫生出版社，2006.

［15］清·沈金鳌.杂病源流犀烛·卷二十四·咽喉音声病源流［M］.北京：人民卫生出版社.2006.

［16］郑澹成.贞白家风录［M］.手抄本，清康熙年间（约1662～1673）.

［17］许承尧总纂，石国柱主修.歙县志［M］.上海：旅沪同乡会，1935.

［18］郑锡候.郑村人物类略［M］.手抄本，道光二十五年(1845).

［19］郑景岐.郑氏家谱［M］.手抄本，1985.

［20］张海鹏，王廷元．明清徽商资料选编［M］．合肥：黄山书社，1985：221.

［21］许承尧撰，李明回等校点．歙事闲谭［M］．合肥：黄山书社，2001.

［22］歙县人民政府，歙县志［M］．合肥：黄山书社，2005.

［23］徽州社会科学编辑部．贞白先生郑千龄［J］．徽州社会科学.2006，（9）：40.

［24］郑村志编委会．郑村志［M］．歙县：皖内部资料性图书，2003-134号，2010.

［25］破头黄真人．三三医书·第一集·喉科秘诀［M］．杭州：三三医社，1922.

［26］谢观．中国医学大辞典［M］．上海：商务印书馆，1933.

［27］谢观．中国医学源流论［M］．上海：澄斋医社，1935.

［28］杨大峥．白喉［M］．北京：人民卫生出版社，1964.

［29］任应秋．全国高等医药院校试用教材·中医各家学说［M］．上海：上海科学技术出版社，1980.

［30］魏稼．高等中医院校试用教材·各家针灸学说［M］．上海科学技术出版社，1987.

［31］李济仁．新安名医考［M］．合肥：安徽科学技术出版社，1990.

［32］周楣声疏注．黄庭经医疏［M］．合肥：安徽科学技术出版社，1991.

［33］三三医书整理委员会．三三医书·灵药秘方［M］．北京：中国中医药出版社，1998.

［34］中医大辞典编委会．中医大辞典［M］．北京：人民卫生出版社，2002.

［35］何任．医宗金鉴·四诊心法要诀（白话解）［M］．北京：人民卫生出版社，2004.

［36］魏稼，高希言．新世纪高等中医药院校教材·各家针灸学说［M］．中

国中医药出版社，2005.

［37］程国彭.医学心悟［M］.北京：人民卫生出版社，2006.

［38］朱文锋.中医诊断学［M］.北京：中国中医药出版社，2007.

［39］王键.新安医学五官科精华·前言［M］.北京：中国中医药出版社，
2009.

［40］王士贞.高等中医院校研究生规划教材·中医耳鼻咽喉科研究·郑梅
涧［M］.北京：人民卫生出版社，2009.

［41］魏稼，高希言.高等医药院校中医研究生试用教材·针灸流派概述
［M］.北京：人民卫生出版社，2010.

［42］王咪咪.时逸人医学论文集［M］.北京：学苑出版社，2011.

［43］干祖望.白喉及它的一切在我国的发展史［J］.新中医药.1954（11）:6.

［44］张赞臣.中医的咽喉科［J］.中医杂志.1955（8）：4.

［45］清·郑梅涧.箧余医语［J］.安徽卫生.1959（6）：22-27.

［46］欧阳锜.治疗白喉的几个关键性问题［J］.江西中医药.1959（3）：
31-32.

［47］苏侗志.针刺治疗白喉16例简介［J］.江西中医药.1960（10）：31.

［48］游建熙，李自德，邓梦潇.养阴清肺汤治疗白喉的研讨［J］.福建中
医药.1960（6）：31-32.

［49］郁文骏.祖国医学关于白喉防治工作的研究概况［J］.江苏中医.1965
（2）：24-29.

［50］洪芳度.郑梅涧父子及其著作考略——兼谈养阴清肺汤的创制者［J］.
中医杂志.1980，21（12）：59-60.

［51］牛生录.《重楼玉钥》浅识［J］.陕西中医.1984（11）：48.

［52］魏稼.郑梅涧、夏春农的针灸学说［J］.江西中医药.1985（6）：49.

［53］丁国华.漫话雄黄及其临床应用［J］.山东中医杂志.1987（1）：

30-31.

[54] 徐绍勤, 李凡成. 古代喉痹、喉风辨析 [J]. 河南中医.1987（4）:
30-32.

[55] 万焰林. 郑梅涧对白缠风的论述 [J]. 安徽中医学院学报.1988,7（3）:
16.

[56] 邓铁涛. 耕耘医话•咽喉 [J]. 新中医.1989（8）: 39-41.

[57] 纵横, 况执本. 对《素问》寸口三部脉配应脏腑的看法 [J]. 安徽中
医学院学报.1989, 8（1）: 18-20.

[58] 郑日新. 西瓜霜的药用及制法介评 [J]. 上海中医药杂志.1989（3）:
33-34.

[59] 朱自强. 试论郑梅涧对中医喉科学的贡献 [J]. 江西中医药.1990, 21
（8）: 6-7.

[60] 刘学俭. 郑梅涧喉风"拦定风热"初探 [J]. 安徽中医学院学报.1990,
9（3）: 7-9.

[61] 黄兆强, 刘家华, 黄孝周. 新安医家的一次讲学实录——评介《论医
汇粹》[J]. 安徽中医学院学报.1992, 11（2）: 14-17.

[62] 黄全保, 王东升. 白喉55例临床分析 [J]. 南京医学院学报.1992,
12（1）: 98.

[63] 宋凤玲. 从《重楼玉钥》初探郑梅涧用药特点 [J]. 甘肃中医学院学
报.1992, 9（2）: 38.

[64] 郭君双. 郑氏《咽喉总论》述评 [J]. 山东中医学院学报.1993,17（5）:
52-53.

[65] 毛喜荣, 汪寿鹏.《重楼玉钥》喉科学术思想探析 [J]. 甘肃中医.
1994, 7（2）: 1-5.

[66] 郑日新. 方成培与郑氏喉科 [J]. 中华医史杂志.1994, 24（3）: 175-177.

［67］干祖望 ."乳蛾"之称应该商榷［J］.江苏中医 .1994，15（5）：23.

［68］郑日新 .新安医家方成培传略［J］.安徽中医学院学报 .1994，11（2）：
    12–13.

［69］王士贞 .读《重楼玉钥》［J］.新中医 .1995（4）：56.

［70］林昭泰 .郑梅涧《重楼玉钥》学术思想探讨［J］.山西中医 .1995，11
    （2）：54–55.

［71］李宪梅，张丛林 .《重楼玉钥》用药初探［J］.山东中医杂志 .1995（9）：
    391–392.

［72］烟建华，翟双庆，等 .《内经》疾病命名方法学研究［J］.北京中医
    药大学学报 .1995，18（5）：18–20.

［73］汪世清 .不疏园与皖派汉学［J］.江淮论坛 .1997（2）：69–78.

［74］余瀛鳌 .读《中医喉科集成》［J］.中医杂志 .1997，38（5）：314.

［75］高先德，陶兴华，蔡跃庚 .郑景岐喉科验案四则［J］.安徽中医学院
    学报 .1998，17（4）：4.

［76］徐又芳 .版本对勘在古医籍校勘中的作用［J］.天津中医学院学报 .
    1998，17（3）：46–47.

［77］郑日新 .西瓜霜润喉片治疗急性扁桃体、咽炎临床研究［J］.中国中
    西医结合耳鼻咽喉科学杂志 .1998，6（2）：84–86.

［78］刘鹏，丁京生 .关于"伏气温病"的讨论及其意义［J］.中国中医基
    础医学杂志 .1999（5）：41–42.

［79］林志勇 .《重楼玉钥》三十六症喉风病名今析［J］.上海中医药杂
    志 .1999（12）：12–14.

［80］刘绍武 .《重楼玉钥》的病证辨治观［J］.中国基础医学杂志 .2000（6）：
    74–75.

［81］郑日新 .郑梅涧手抄本《灵药秘方》初步研究［J］.中医文献杂志 .

2003，21（3）：9-11.

［82］郑日新．新安郑氏喉科医学述略［J］.安徽中医学院学报.2003,22(5)：
　　　 13-16.

［83］黄兆强，黄孝周.皖歙著名医家及其对祖国医学之贡献［J］.中医文
　　　 献杂志.2004（1）：45-47

［84］余永燕.近代中医防治白喉病史略［J］.中华医史杂志.2004,34（2）：
　　　 79-81.

［85］王晓露，陶思炎（指导）.歙县牌坊艺术与思想探论［D］.南京：东
　　　 南大学，2006：16.

［86］郑日新.荆芥治疗咽痛的历史沿革及其影响因素分析［J］.中医文献
　　　 杂志.2006，24（3）：23-25.

［87］宋乃光.中医疫病学之研究（上）［J］.北京中医.2006，25（1）：51-
　　　 52.

［88］宋乃光.中医疫病学之研究（中）［J］.北京中医.2006，25（2）：
　　　 109-111.

［89］宋乃光.中医疫病学之研究（下）［J］.北京中医.2006，25（3）：
　　　 178-179.

［90］王真行译，陈敏审校.WHO 关于白喉疫苗意见书［J］.国际生物制品
　　　 学杂志.2006，29（6）：258-259.

［91］陈玉鹏.清代中医喉科学专著研究概况［J］.光明中医.2007,22（2）：
　　　 46.

［92］丛品，李建委.研读《重楼玉钥》启悟喉科精髓［J］.中国中西医结
　　　 合耳鼻咽喉科杂志.2008，16（2）：151-152.

［93］黄建华.论《重楼玉钥》对针灸学之贡献［J］.江西中医药.2008，39
　　　 （11）：5-7.

［94］袁艳丽，和中浚．浅论清代喉科兴盛的原因及特点［J］．医史博览．2008（5）：47-48.

［95］谢丹，章健（指导）．郑氏父子对后世慢喉风辨治思想的影响［J］．辽宁中医药大学学报．2009，11（11）：183-185.

［96］刘惠颜，曲姗姗，陈俊琦，等．《重楼玉钥》喉科病证针刀三法初探［J］．针灸临床杂志．2009，25（12）：46-47.

［97］王键，郜峦，黄辉．新安医学的形成因素和学术价值［J］．中医文献杂志．2009，27（3）：1-3.

［98］郑日新．名老中医郑景岐学术经验述略［J］．中医临床杂志．2009，21（3）：102-104.

［99］赖清波，刘惠颜，陈莹，等．《重楼玉钥》喉科十二疾患小结［J］．吉林中医药．2009，29（11）：1006-1007.

［100］刘玉玮．中医喉科文献《重楼玉钥》考［J］．中医文献杂志．2010（6）：1-3.

［101］王振国，杜鹃，张效霞．齐派医学与脉学流派［J］．中华中医药杂志．2011，26（8）：1663-1665.

［102］王键，牛淑平．新安医家时空分布规律探析［J］．中医杂志．2011，52（24）：2075-2077.

［103］纪征瀚，祖娜．"开风路针"小考［J］．中国针灸．2012，32（6）：571-572.

［104］王明星，吴拥军．《重楼玉钥》中喉风三十六症的命名浅析［J］．四川中医．2013，31（6）：18-19.

［105］王键，黄辉，郑日新．十大新安医家［J］．中华中医药杂志．2013，28（3）：739-746.

汉晋唐医家（6名）

张仲景　王叔和　皇甫谧　杨上善　孙思邈　王　冰

宋金元医家（18名）

钱　乙　成无己　许叔微　刘　昉　刘完素　张元素
陈无择　张子和　李东垣　陈自明　严用和　王好古
杨士瀛　罗天益　王　珪　危亦林　朱丹溪　滑　寿

明代医家（25名）

楼　英　戴思恭　王　履　刘　纯　虞　抟　王　纶
汪　机　马　莳　薛　己　万密斋　周慎斋　李时珍
徐春甫　李　梴　龚廷贤　杨继洲　孙一奎　缪希雍
王肯堂　武之望　吴　崑　陈实功　张景岳　吴有性
李中梓

清代医家（46名）

喻　昌　傅　山　汪　昂　张志聪　张　璐　陈士铎
冯兆张　薛　雪　程国彭　李用粹　叶天士　王维德
王清任　柯　琴　尤在泾　徐灵胎　何梦瑶　吴　澄
黄庭镜　黄元御　顾世澄　高士宗　沈金鳌　赵学敏
黄宫绣　郑梅涧　俞根初　陈修园　高秉钧　吴鞠通
林珮琴　章虚谷　邹　澍　王旭高　费伯雄　吴师机
王孟英　石寿棠　陆懋修　马培之　郑钦安　雷　丰
柳宝诒　张聿青　唐容川　周学海

民国医家（7名）

张锡纯　何廉臣　陈伯坛　丁甘仁　曹颖甫　张山雷
恽铁樵